JESSIE KANELOS WEINER
PHOTOGRAPHIES DE RICHARD BOUTIN

eaux détox
BIENFAISANTES ET ADDICTIVES

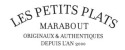

SOMMAIRE

FRAÎCHEUR
Citron menthe 6
Fraise basilic citron 8
Concombre basilic 10
Concombre kiwi 12
Fraise kiwi 14
Pêche romarin 16

PARFUMS
À la rose 18
Aux épices 20
Sun tea 22

SOIN DU CORPS
Digestion n° 1 24
Digestion n° 2 26
Digestion n° 3 28
Antioxydante 30
Enzymes 32
Boost mémoire 34
Bonne pour le cœur 36
Anti-rhume 38
Anti-maux de tête 40
Superfood 42

BOOSTER
Réveil 44
Énergie peps 46
Énergie douce 48
Performance 50
Anti-inflammatoire 52
Après l'effort 54
Réparatrice 56
Hydratation 58

LIGNE ET ÉQUILIBRE
Ventre plat 60
Régime 62
Fruits & fibres 64

BEAUTÉ
Bonne mine 66
Anti-âge 68
Éclat 70

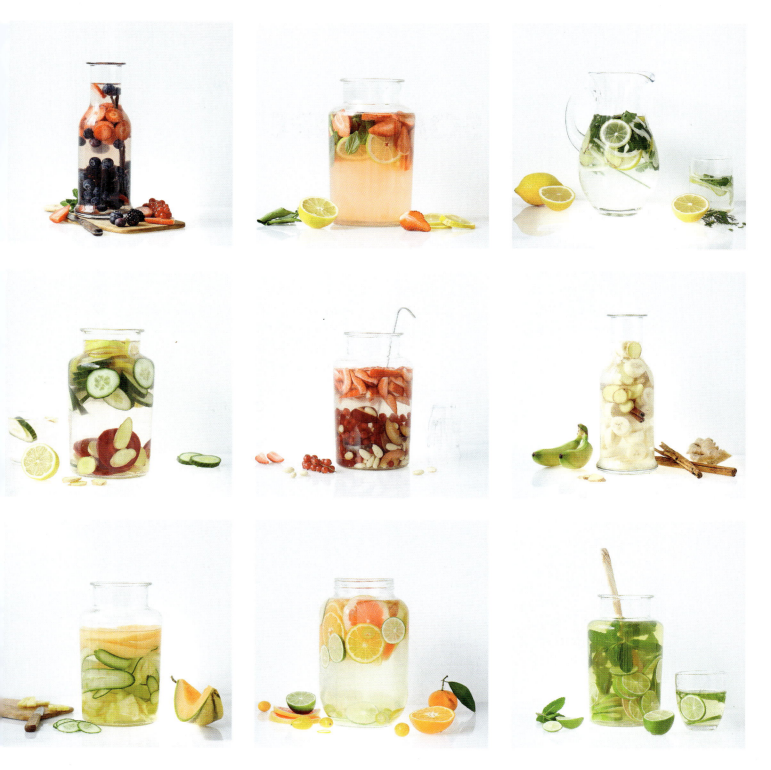

LES BASES

LE PRINCIPE
Une infusion à froid de fruits, de légumes et d'épices dans de l'eau, afin d'obtenir une boisson riche en goûts, vitamines et minéraux. Très rafraîchissante, elle remplace avantageusement les sodas et jus de fruits, avec en bonus un coup de pouce santé vitaminé.

LA RECETTE
Couper des fruits et des légumes en morceaux, les mettre dans un pichet, couvrir d'eau froide puis laisser infuser au réfrigérateur.

EN PRATIQUE
Rafraîchissante et hydratante, l'eau détox est la boisson de l'été. Pour profiter au mieux de son goût et de ses bienfaits, laisser infuser 2 heures au minimum (pour que les fruits aient le temps de parfumer l'eau), 8 heures au maximum (ensuite les fruits sont gorgés d'eau). L'eau peut aussi se boire au fil de l'infusion, tout est une question de goût !

LES BONS INGRÉDIENTS
Privilégier des ingrédients bio afin d'obtenir une eau détox pure et nutritive, sans aucun additif ou pesticide. Bien nettoyer les fruits et les légumes avant de les préparer. Choisir de préférence une eau filtrée ou minérale.

FAUT-IL GARDER LA PEAU ?
Oui car elle contient beaucoup de vitamines. La peau des agrumes contient l'huile essentielle du fruit et parfume intensément l'eau. En revanche, peler les fruits exotiques dont la peau est souvent dure et fade.

COMMENT COUPER LES FRUITS ?
En petits morceaux, pour un maximum de goût.

PEUT-ON MANGER LES FRUITS INFUSÉS ?
Après infusion, la plupart des fruits et légumes ont donné toute leur saveur à l'eau. Ils peuvent être mangés mais sont gorgés d'eau et pauvres en goût.

LES GLAÇONS
On peut ajouter des glaçons une fois l'eau infusée. Dans ce cas, penser à les réaliser avec de l'eau filtrée ou minérale.

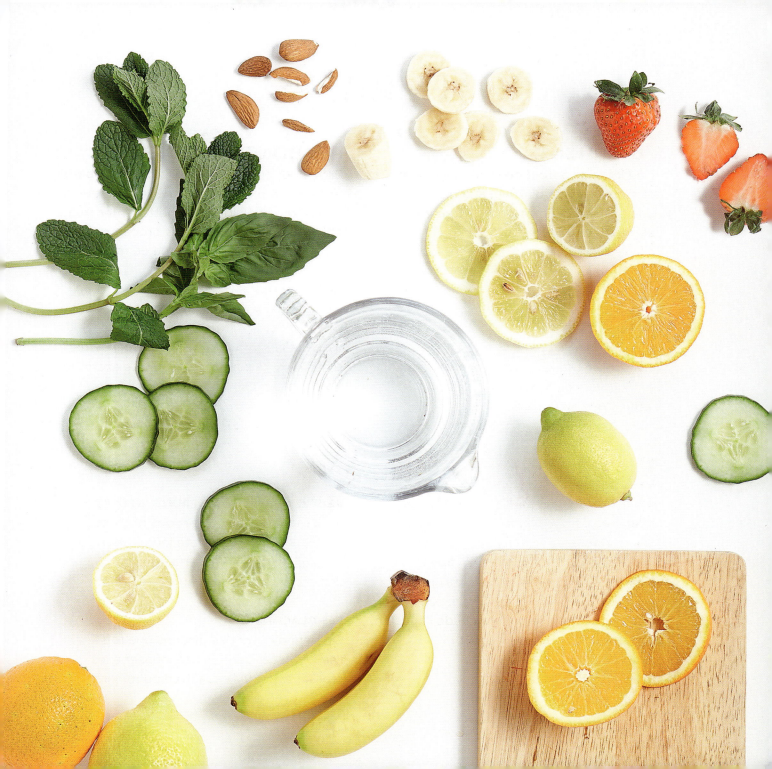

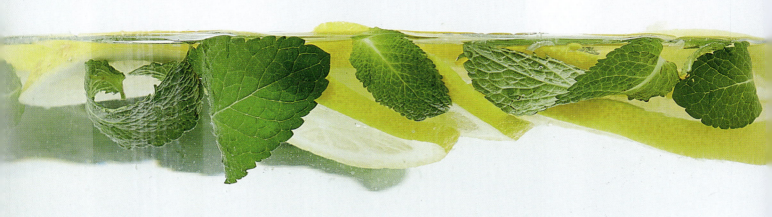

eau détox
CITRON MENTHE

Préparation 5 minutes
Infusion 2 à 8 heures
Pour 3 litres environ

2,5 l d'eau
2 citrons non traités
1 petit bouquet
de menthe

Bien laver tous les ingrédients. Couper les citrons en tranches. Effeuiller la menthe. Mettre les tranches de citron et les feuilles de menthe dans un pichet. Couvrir d'eau. Mettre au frais et laisser infuser 2 heures ou jusqu'au lendemain.

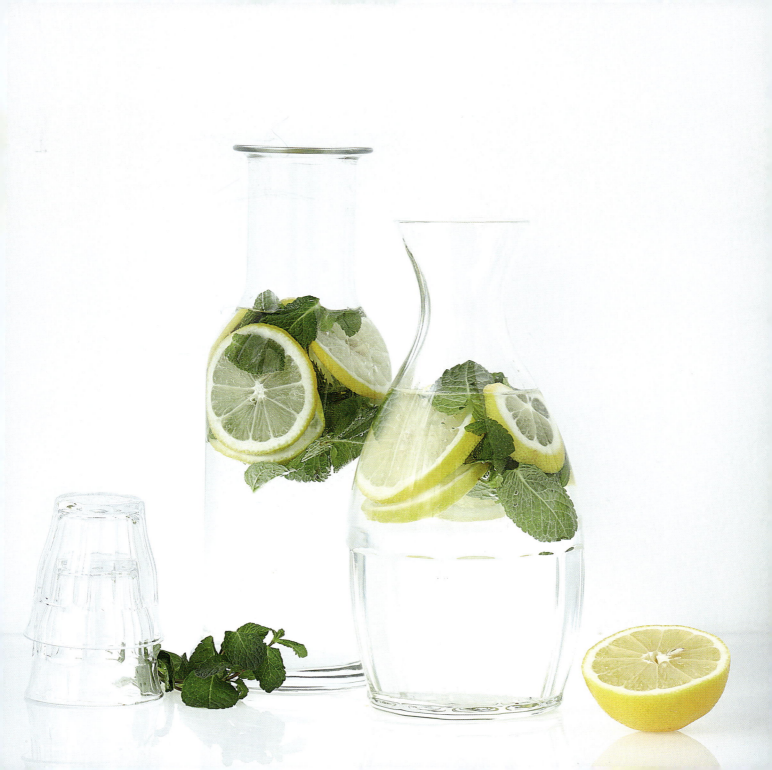

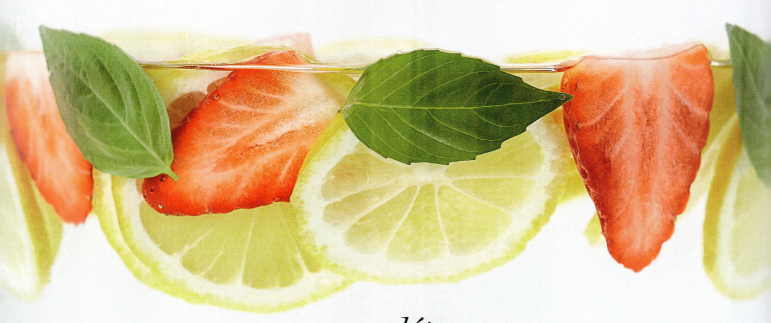

eau détox
FRAISE BASILIC CITRON

Préparation 10 minutes
Infusion 2 à 8 heures
Pour 3 litres environ

2,5 l d'eau
300 g de fraises
2 citrons non traités
2 branches de basilic

Bien laver tous les ingrédients. Équeuter les fraises. Couper les fraises et les citrons en tranches. Mettre les fraises, les tranches de citron et les branches de basilic dans un pichet. Couvrir d'eau. Mettre au frais et laisser infuser 2 heures ou jusqu'au lendemain.

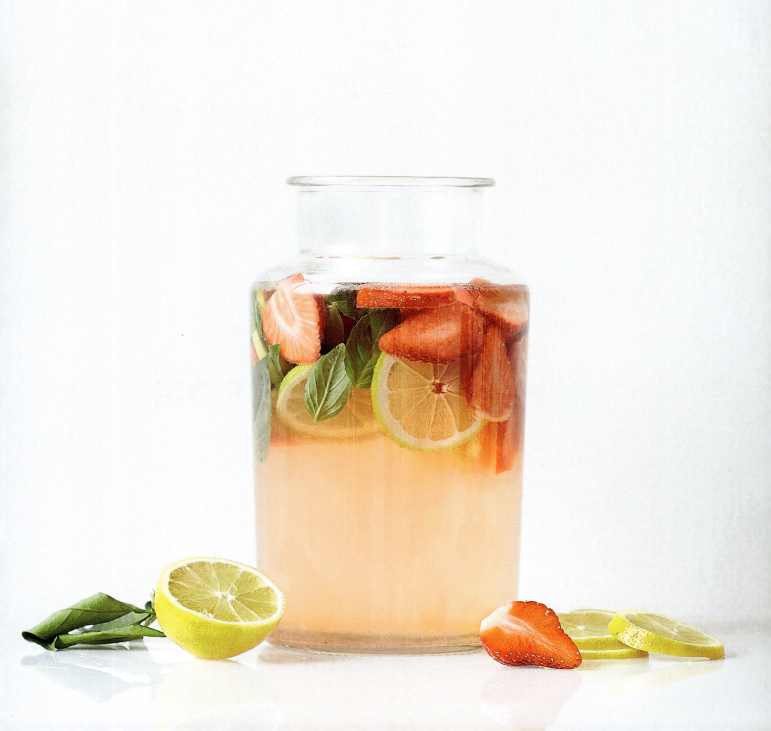

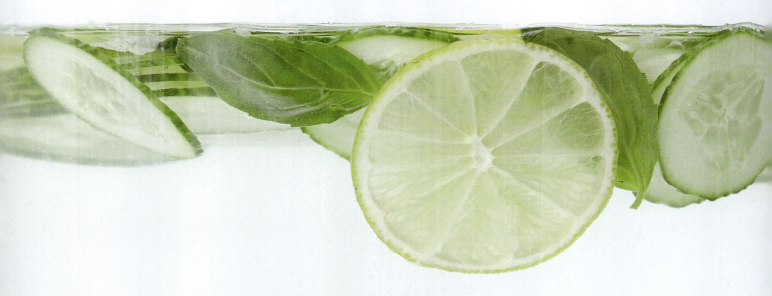

eau détox
CONCOMBRE BASILIC

Préparation 10 minutes
Infusion 2 à 8 heures
Pour 3 litres environ

2,5 l d'eau
½ concombre
2 citrons verts
non traités
1 petit bouquet
de basilic

Bien laver tous les ingrédients. Couper de fines lamelles de concombre dans la longueur à l'aide d'une mandoline ou d'un econome. Trancher les citrons verts. Effeuiller le basilic. Mettre tous les ingrédients dans un pichet puis couvrir d'eau. Mettre au frais et laisser infuser 2 heures ou jusqu'au lendemain.

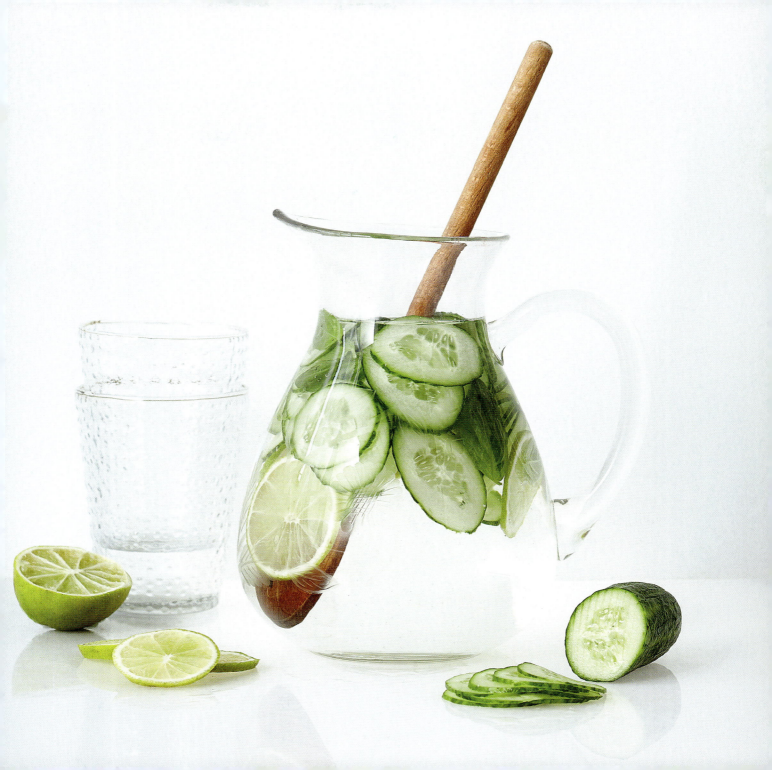

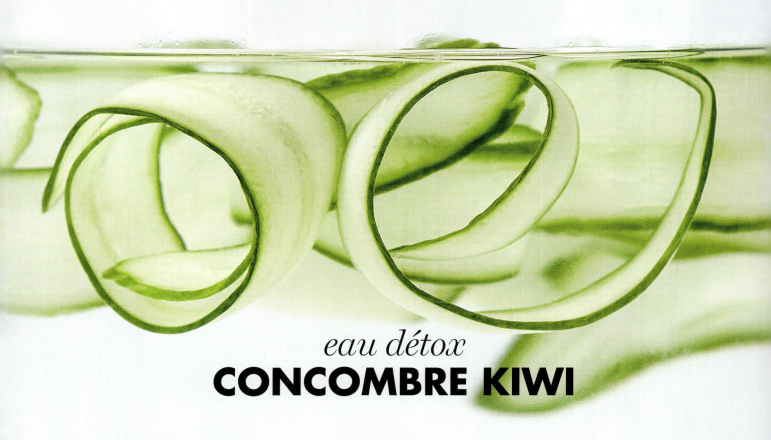

eau détox CONCOMBRE KIWI

Préparation 10 minutes
Infusion 2 à 8 heures
Pour 3 litres environ

2,5 l d'eau
4 kiwis
½ concombre

Bien laver tous les ingrédients. Éplucher et couper en tranches les kiwis et le concombre. Mettre tous les ingrédients dans un pichet puis couvrir d'eau. Mettre au frais et laisser infuser 2 heures ou jusqu'au lendemain.

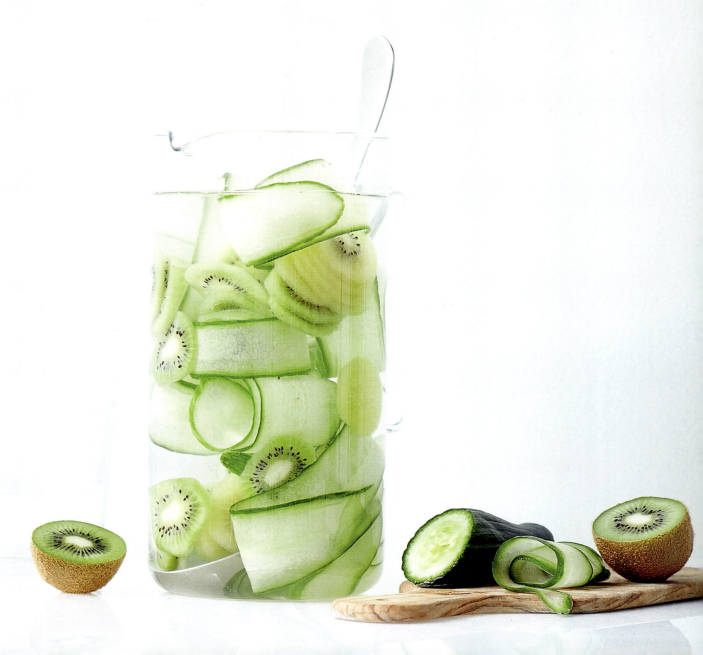

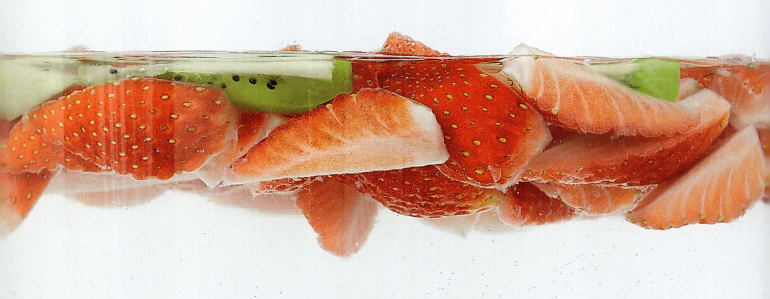

eau détox FRAISE KIWI

Préparation 10 minutes
Infusion 2 à 8 heures
Pour 3 litres environ

2 l d'eau
300 g de fraises
3 kiwis

Bien laver tous les ingrédients. Équeuter les fraises et éplucher les kiwis. Couper les fruits en quatre. Mettre tous les ingrédients dans un pichet puis couvrir d'eau. Mettre au frais et laisser infuser 2 heures ou jusqu'au lendemain.

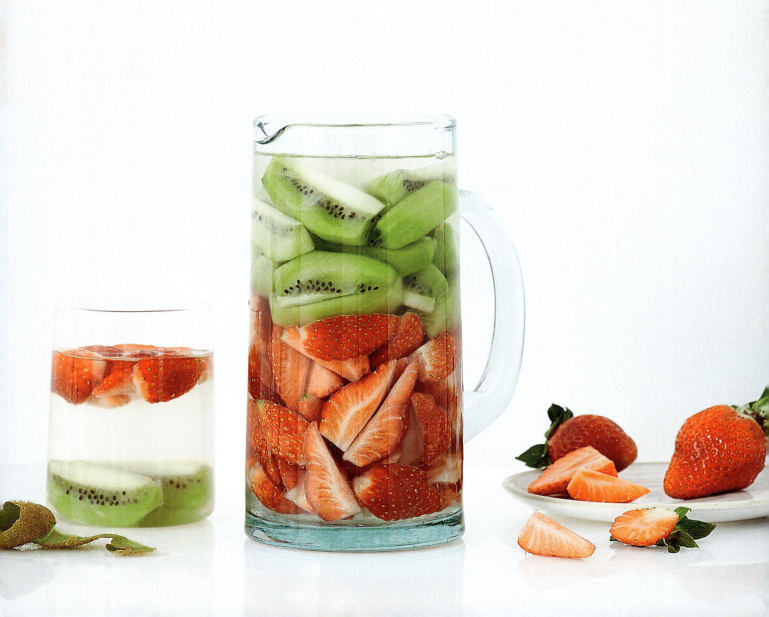

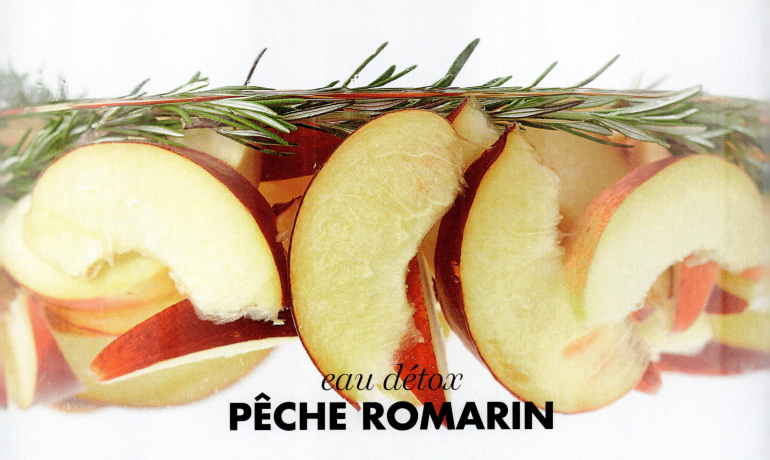

eau détox
PÊCHE ROMARIN

Préparation 10 minutes
Infusion 2 à 8 heures
Pour 3 litres environ

2 l d'eau
4 pêches ou nectarines bien mûres
2 branches de romarin frais

Bien laver tous les ingrédients. Couper les pêches en deux puis les dénoyauter. Les couper en tranches. Mettre les pêches et le romarin dans un pichet. Couvrir d'eau. Mettre au frais et laisser infuser 2 heures ou jusqu'au lendemain.

Les pêches aident à réduire le mauvais cholestérol et le romarin stimule le système immunitaire.

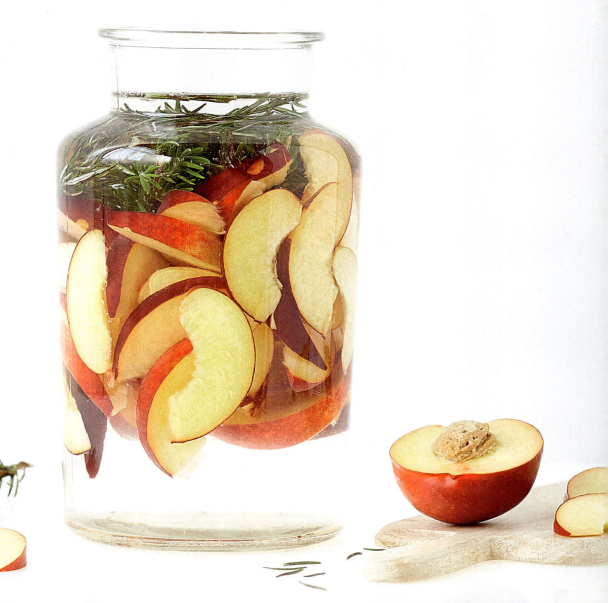

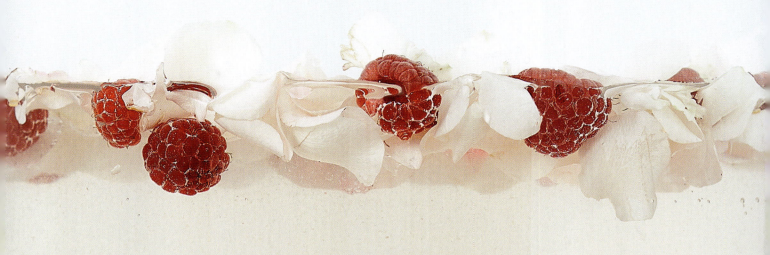

eau détox
À LA ROSE

Préparation 15 minutes
Infusion 2 à 8 heures
Pour 3 litres environ

2,5 l d'eau
200 g de framboises
1 gousse de vanille
3-4 roses non traitées
le zeste de 1 citron
non traité

Bien laver les framboises et les roses. Fendre la gousse de vanille puis racler les graines avec la pointe d'un couteau. Détacher les pétales de rose. Mettre tous les ingrédients dans un pichet. Couvrir d'eau. Mettre au frais et laisser infuser 2 heures ou jusqu'au lendemain.

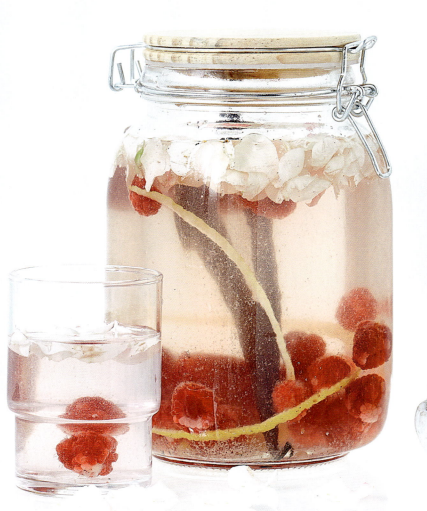
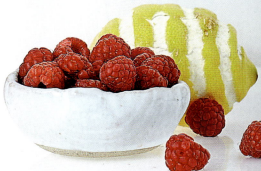

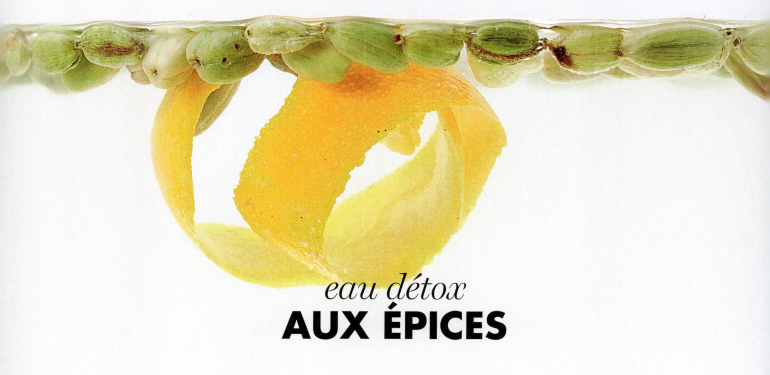

eau détox
AUX ÉPICES

Préparation 10 minutes
Infusion 2 à 8 heures
Pour 3 litres environ

2 l d'eau
125 g d'amandes
100 g de dattes séchées
3 bâtons de cannelle
1 petite poignée de
graines de cardamome
le zeste de 1 orange
non traitée

Dénoyauter les dattes puis les couper en deux. Broyer les graines de cardamome au mortier. Mettre les amandes, les dattes, les bâtons de cannelle, les graines de cardamome et le zeste d'orange dans une carafe. Couvrir d'eau. Mettre au frais et laisser infuser 2 heures ou jusqu'au lendemain.

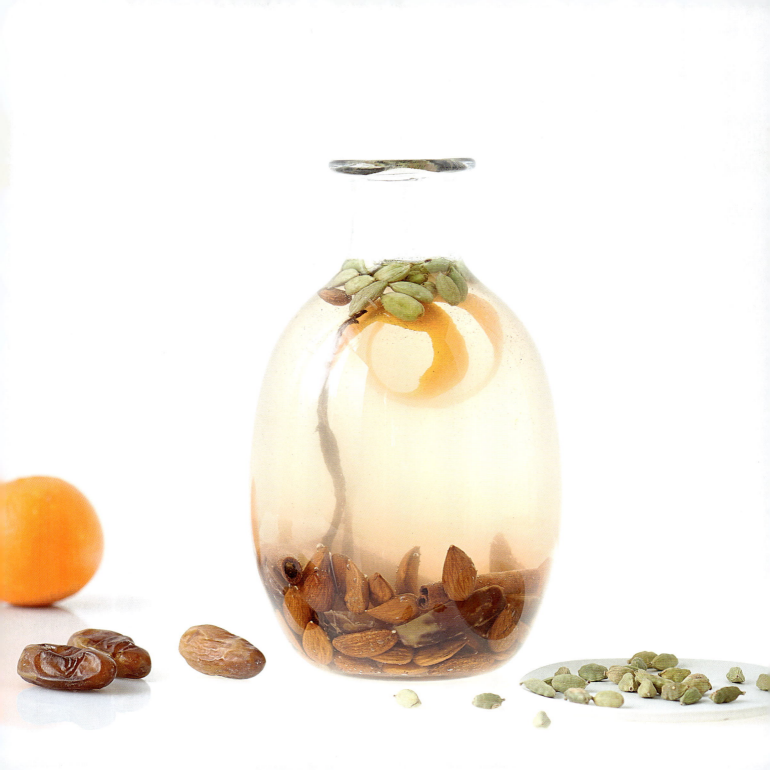

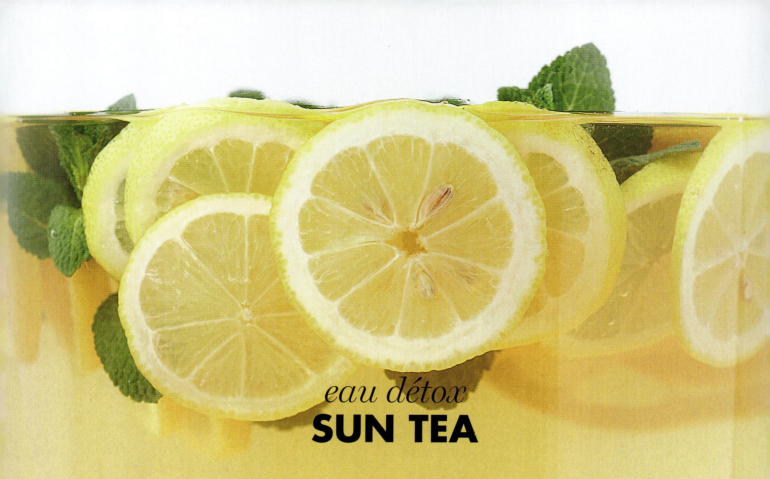

eau détox
SUN TEA

Préparation 10 minutes
Infusion 2 à 8 heures
Pour 3 litres environ

2,5 l d'eau
30 g de thé noir
2 citrons non traités
1 petit bouquet de menthe

Mélanger l'eau et le thé noir dans un pichet. Mettre en plein soleil pendant 4 heures ou jusqu'à ce que le thé soit bien infusé. Filtrer. Couper les citrons en tranches. Mettre les tranches de citron et les branches de menthe dans le pichet avec le thé. Mettre au frais 1 heure ou jusqu'à ce que la boisson soit bien glacée. Servir avec des glaçons.

Une boisson magique grâce au thé infusé au soleil ! Ce thé est un grand classique des pique-niques américains, c'est aussi un bon moyen de s'hydrater pendant les mois d'été.

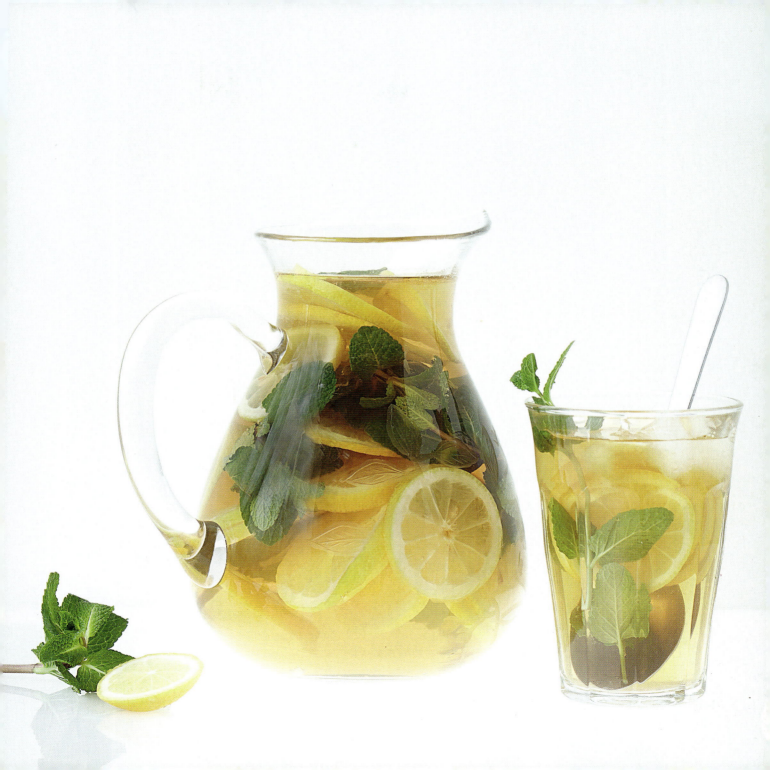

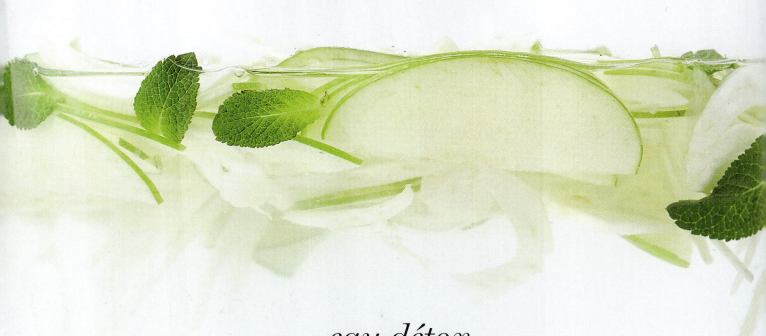

eau détox
DIGESTION N° 1

Préparation 10 minutes
Infusion 2 à 8 heures
Pour 3 litres environ

2,5 l d'eau
1 petit fenouil
1 pomme verte
1 petit bouquet
de menthe fraîche

Bien laver tous les ingrédients. Couper le fenouil et la pomme en fines tranches. Effeuiller la menthe. Mettre tous les ingrédients dans un pichet. Couvrir d'eau. Mettre au frais et laisser infuser 2 heures ou jusqu'au lendemain.

Après un repas copieux, le fenouil et la menthe aideront à digérer. À boire à la fin du repas, à la place d'une tisane.

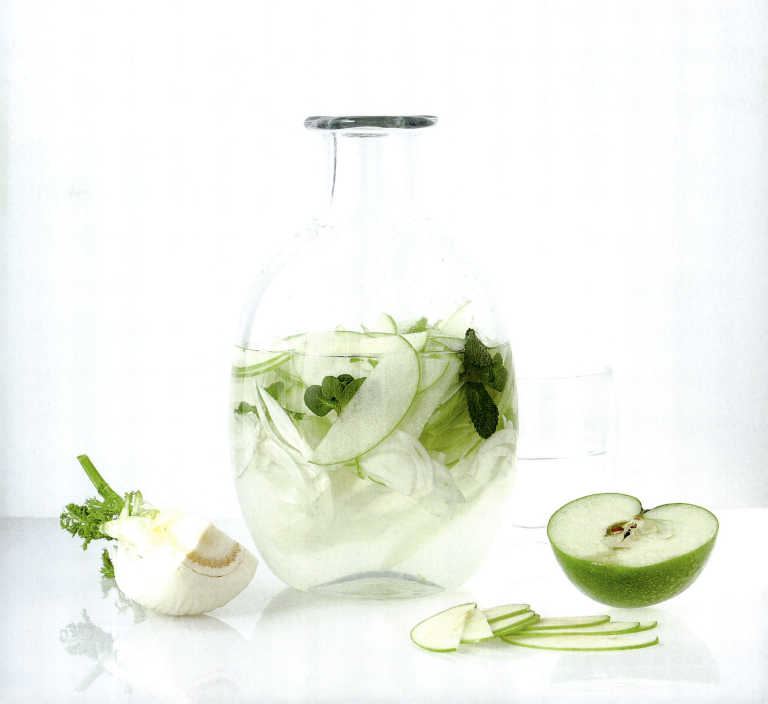

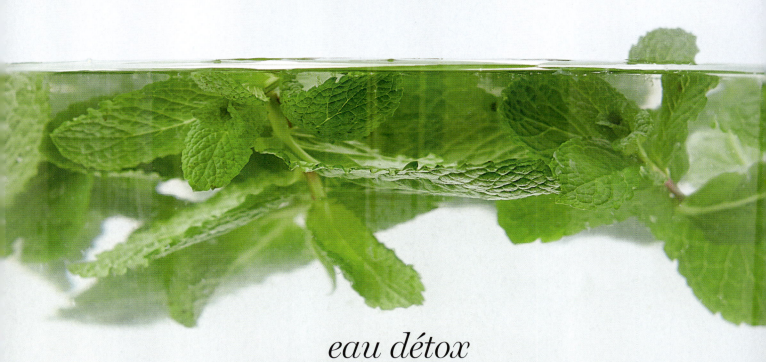

eau détox
DIGESTION N° 2

Préparation 10 minutes
Infusion 2 à 8 heures
Pour 3 litres environ

2 l d'eau
450 g de melon
ou de pastèque
2 citrons verts
non traités
1 petit bouquet
de menthe fraîche

Bien laver tous les ingrédients. Retirer les graines du melon puis faire des boules à l'aide d'une cuillère parisienne ou le détailler en petits morceaux. Couper les citrons verts en tranches. Effeuiller la menthe. Mettre le melon, les citrons verts et la menthe dans un pichet. Couvrir d'eau. Mettre au frais et laisser infuser 2 heures ou jusqu'au lendemain.

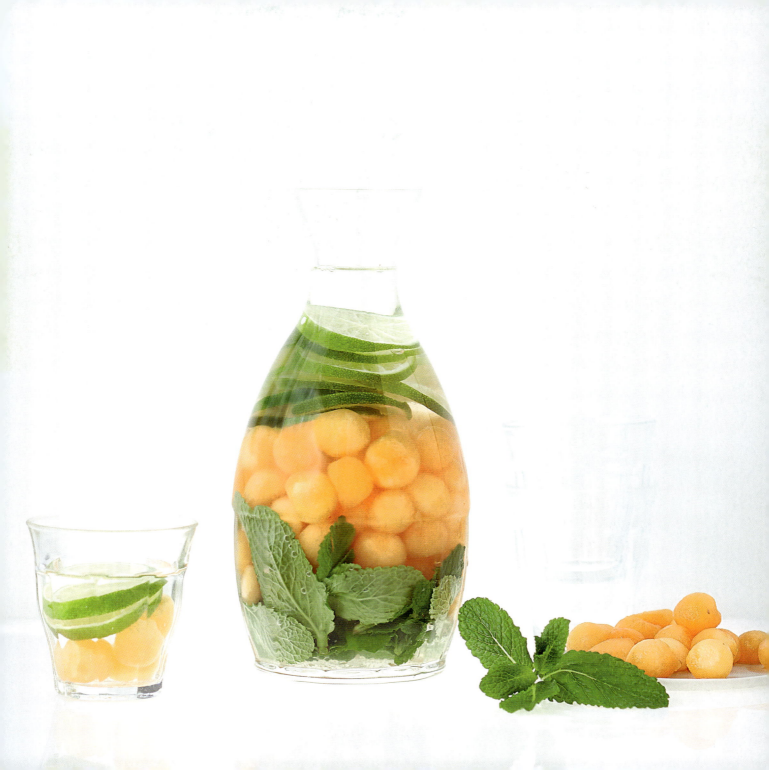

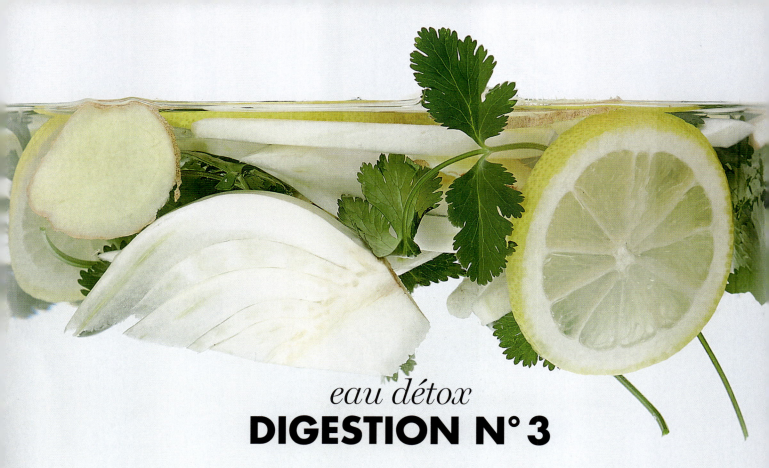

eau détox
DIGESTION N°3

Préparation 10 minutes
Infusion 2 à 8 heures
Pour 3 litres environ

2,5 l d'eau
1 petit fenouil
1 citron non traité
30 g de gingembre frais

Bien laver tous les ingrédients. Couper en tranches le fenouil, le citron et le gingembre épluché. Mettre tous les ingrédients dans un pichet. Couvrir d'eau. Mettre au frais et laisser infuser 2 heures ou jusqu'au lendemain.

Le fenouil est un remède ancestral contre les troubles digestifs. Le gingembre apaise l'estomac et le citron a des vertus purifiantes. Boire cette eau après les fêtes ou un repas particulièrement riche.

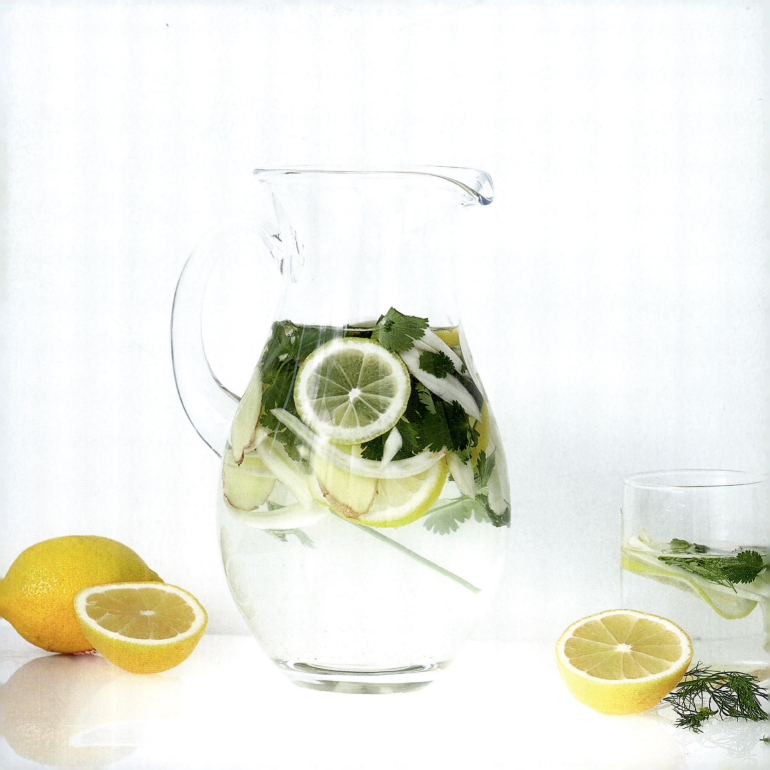

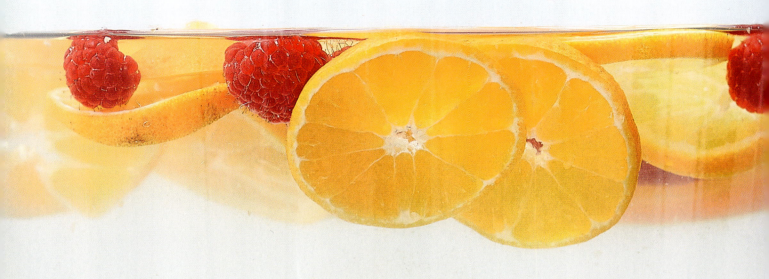

eau détox
ANTIOXYDANTE

Préparation 10 minutes
Infusion 2 à 8 heures
Pour 3 litres environ

2,5 l d'eau
4 mandarines
non traitées
150 g de framboises
Les graines de
1 petite grenade

Bien laver tous les ingrédients. Couper les mandarines en tranches. Mettre tous les ingrédients dans un pichet. Couvrir d'eau. Mettre au frais et laisser infuser 2 heures ou jusqu'au lendemain.

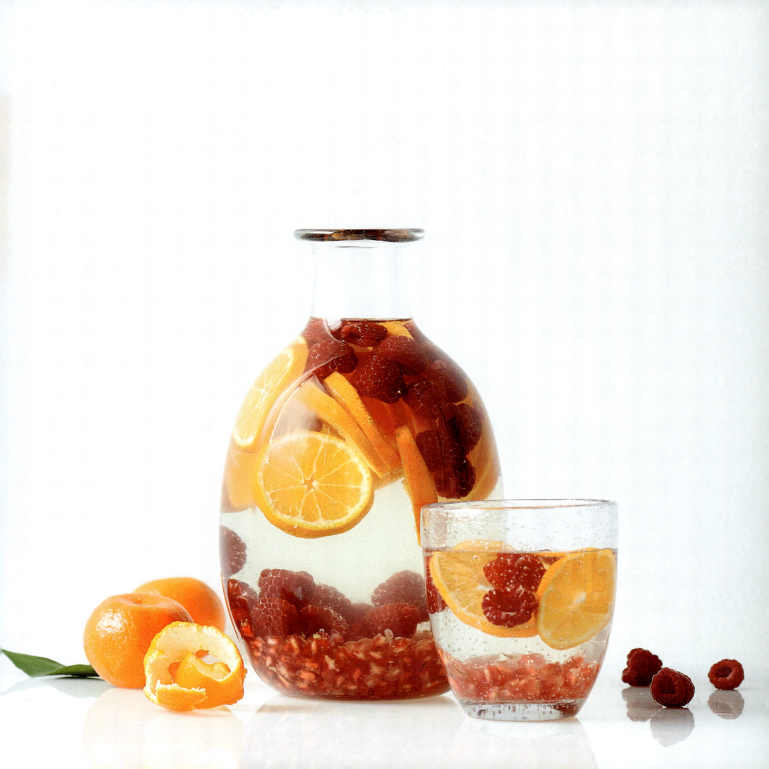

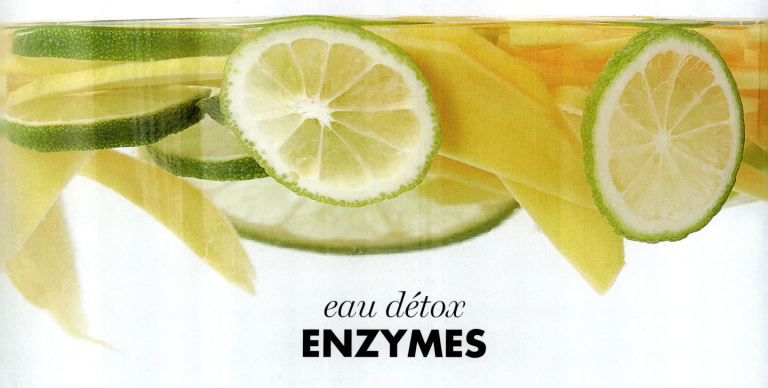

eau détox ENZYMES

Préparation 10 minutes
Infusion 2 à 8 heures
Pour 3 litres environ

2 l d'eau
½ ananas
1 petite mangue
1 banane
2 citrons verts
non traités

Bien laver tous les ingrédients. Éplucher l'ananas et la mangue. Couper en tranches l'ananas, la mangue, la banane et les citrons verts. Mettre tous les ingrédients dans un pichet. Couvrir d'eau. Mettre au frais et laisser infuser 2 heures ou jusqu'au lendemain.

Les enzymes apportées par l'ananas aident à la digestion et réparent les muscles.

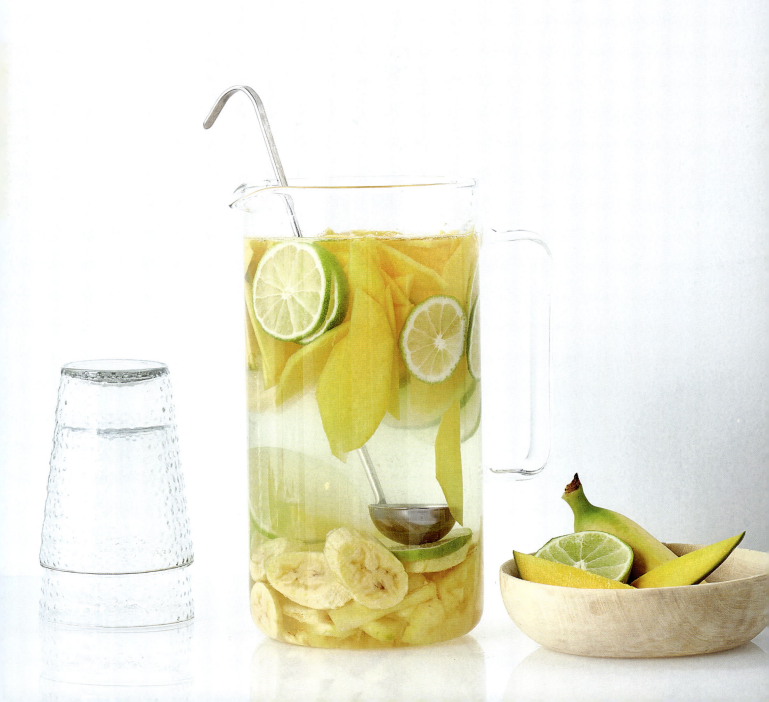

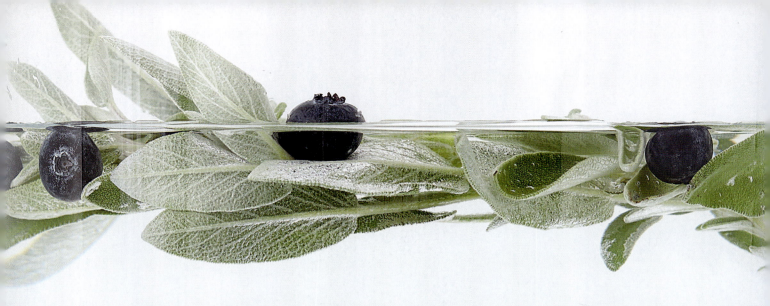

eau détox
BOOST MÉMOIRE

Préparation 10 minutes
Infusion 2 à 8 heures
Pour 3 litres environ

2,5 l d'eau
200 g de myrtilles
1 branche de sauge
fraîche

Bien laver les fruits. Mettre les myrtilles et la branche de sauge dans un pichet. Couvrir d'eau. Mettre au frais et laisser infuser 2 heures ou jusqu'au lendemain.

Riches en vitamines et en antioxydants, la sauge et les myrtilles renforcent la mémoire.

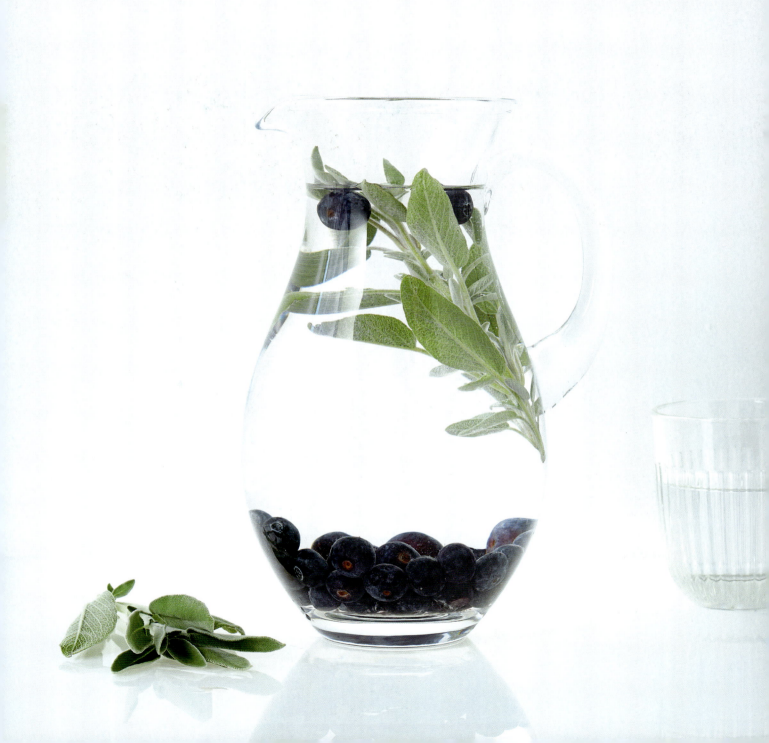

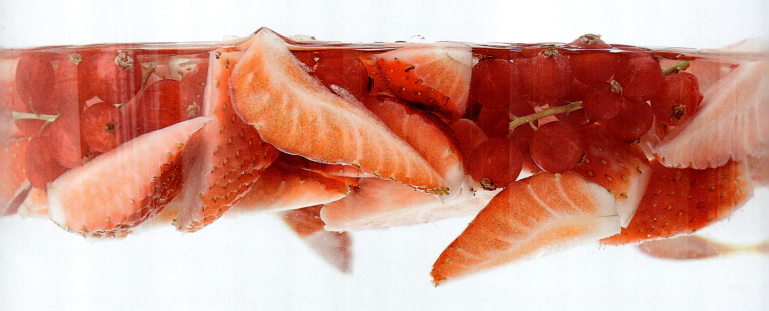

eau détox
BONNE POUR LE CŒUR

Préparation 10 minutes
Infusion 2 à 8 heures
Pour 3 litres environ

2,5 l d'eau
3 prunes
150 g de fraises
100 g de groseilles
100 g d'amandes émondées

Bien laver les prunes et les fruits rouges. Couper les prunes en deux et les dénoyauter. Équeuter les fraises puis les couper en deux. Mettre tous les ingrédients dans un pichet. Couvrir d'eau. Mettre au frais et laisser infuser 2 heures ou jusqu'au lendemain.

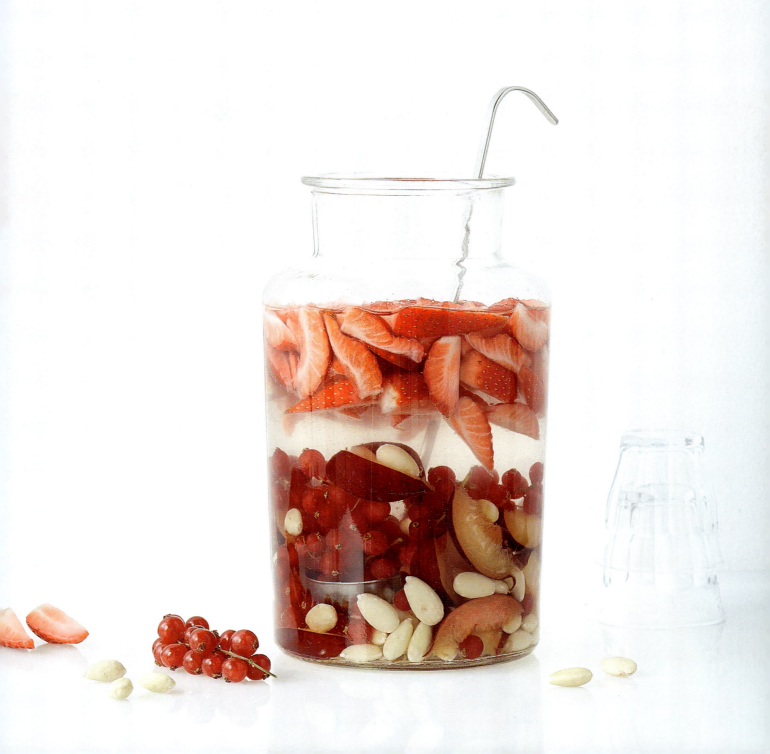

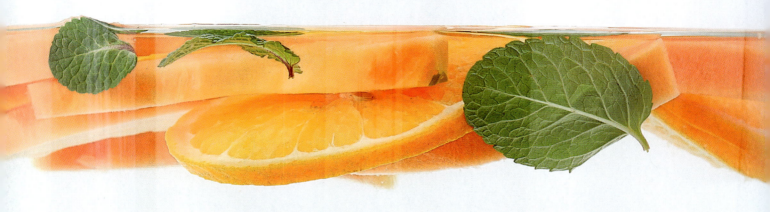

eau détox
ANTI-RHUME

Préparation 15 minutes
Infusion 2 à 8 heures
Pour 3 litres environ

2,5 l d'eau
2 oranges non traitées
¼ d'une grosse papaye
50 g de gingembre
1 petit bouquet
de menthe fraîche

Bien laver tous les ingrédients. Éplucher la papaye et le gingembre. Couper en tranches les oranges, la papaye et le gingembre. Effeuiller la menthe. Mettre tous les ingrédients dans un pichet. Couvrir d'eau. Mettre au frais et laisser infuser 2 heures ou jusqu'au lendemain.

La papaye est un fruit du soleil très vitaminé. La mélanger avec de l'orange et du gingembre pour un cocktail de vitamine C qui combattra les germes. À boire dès les premiers signes de rhume.

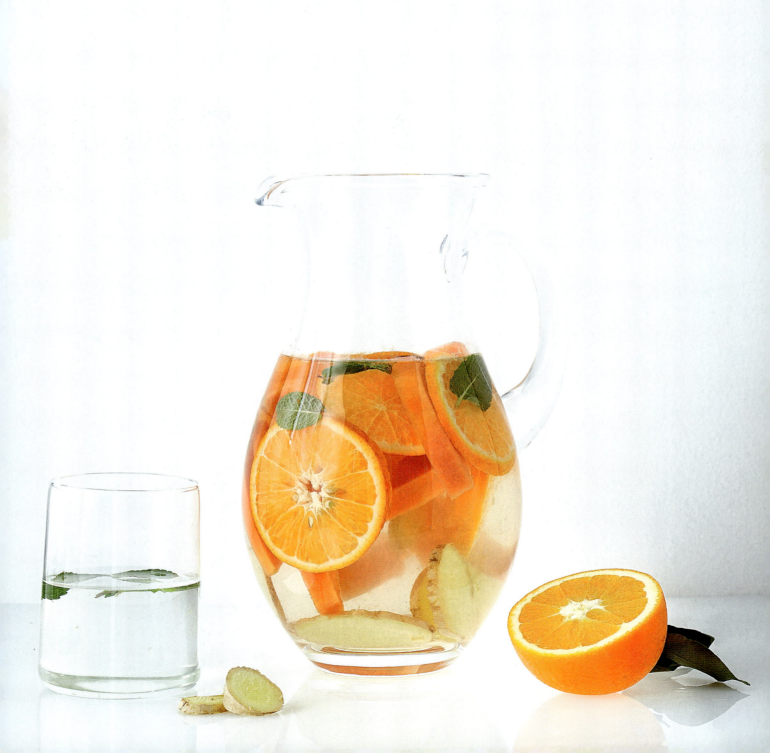

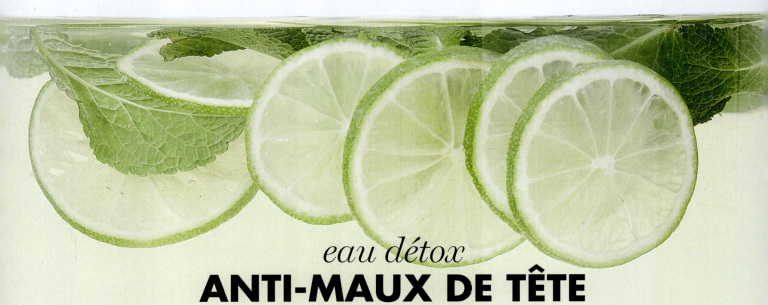

eau détox
ANTI-MAUX DE TÊTE

Préparation 15 minutes
Infusion 2 à 8 heures
Pour 3 litres environ

2,5 l d'eau
15 g de feuilles
de thé vert sencha
3 cuillerées à soupe
bombées de miel
2 citrons verts
non traités
1 bouquet de
menthe fraîche

Mettre le thé vert dans un petit saladier puis couvrir avec 1 tasse d'eau bouillante. Laisser infuser 5 à 10 minutes. Passer au chinois et ajouter le miel. Laisser refroidir. Bien laver les citrons verts et la menthe. Couper les citrons en tranches. Effeuiller la menthe. Mettre les citrons verts et la menthe dans un pichet. Verser le thé puis couvrir d'eau. Mettre au frais et laisser infuser 2 heures ou jusqu'au lendemain.

Cette eau est un allié naturel contre les maux de tête grâce au thé vert et à la menthe fraîche antioxydants. À boire dès les premiers signes de douleur.

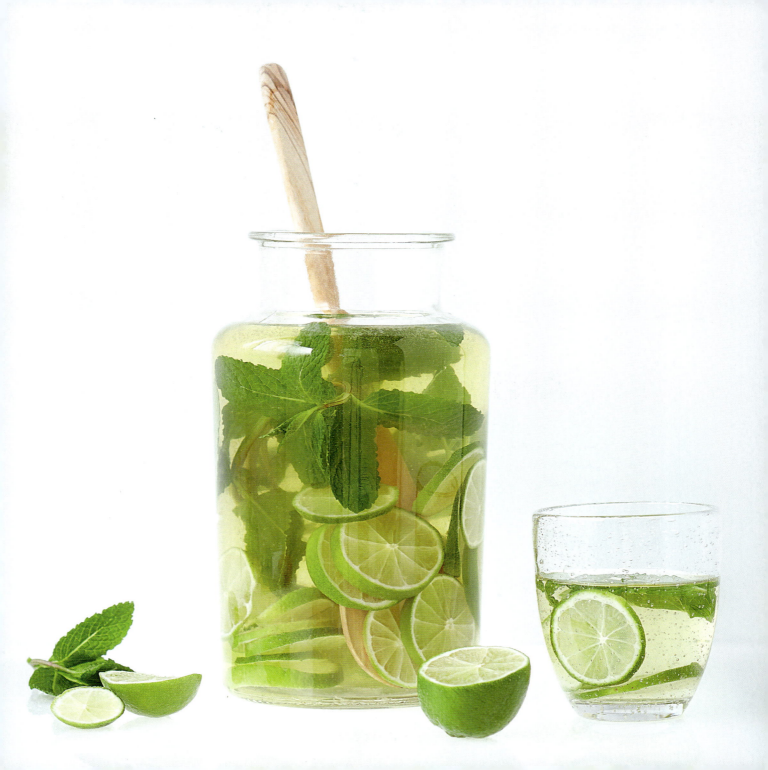

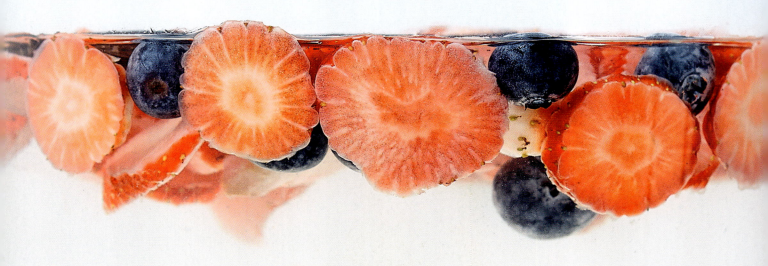

eau détox SUPERFOOD

Préparation 10 minutes
Infusion 2 à 8 heures
Pour 3 litres environ

2,5 l d'eau
150 g de mûres
150 g de fraises
125 g de myrtilles
125 g de groseilles
1 gousse de vanille

Bien laver tous les ingrédients. Équeuter les fraises puis les détailler en tranches. Fendre la gousse de vanille puis racler les graines avec la pointe d'un couteau. Mettre les fruits rouges, la gousse et les graines de vanille dans un pichet. Couvrir d'eau. Mettre au frais et laisser infuser 2 heures ou jusqu'au lendemain.

Les fruits rouges, stars des antioxydants, sont connus pour leurs qualités gustatives mais ils aident aussi à stabiliser le taux de sucre dans le sang. À boire dans l'après-midi, après le goûter.

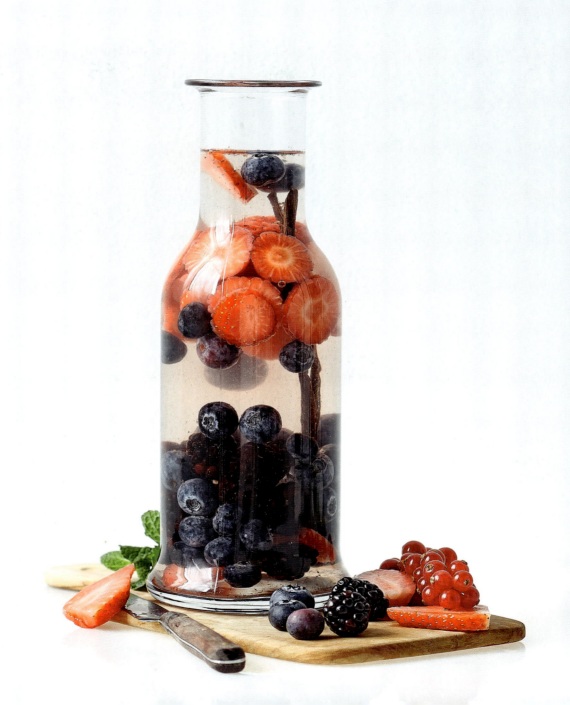

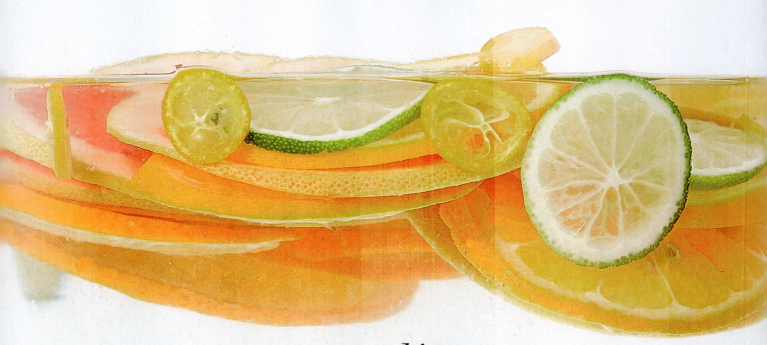

eau détox **RÉVEIL**

Préparation 10 minutes
Infusion 2 à 8 heures
Pour 3 litres environ

2 l d'eau
1 pomelo non traité
2 oranges non traitées
2 citrons verts
non traités
6 kumquats

Bien laver les agrumes et les couper en tranches. Les mettre dans un pichet puis couvrir d'eau. Mettre au frais et laisser infuser 2 heures ou jusqu'au lendemain.

Plus agréable que la sonnerie du réveil, cette eau riche en vitamines stimulera le métabolisme. À boire au réveil, juste avant le café.

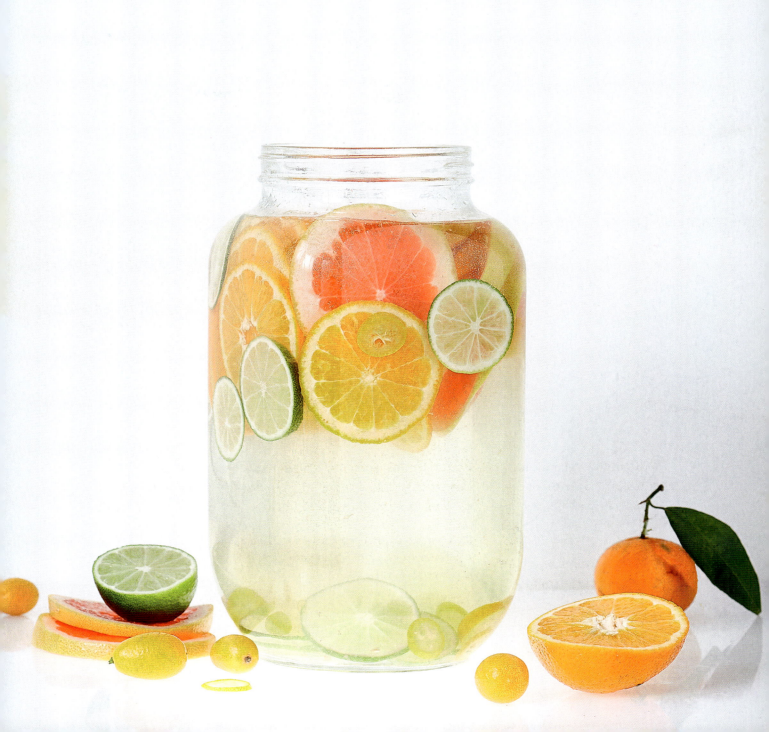

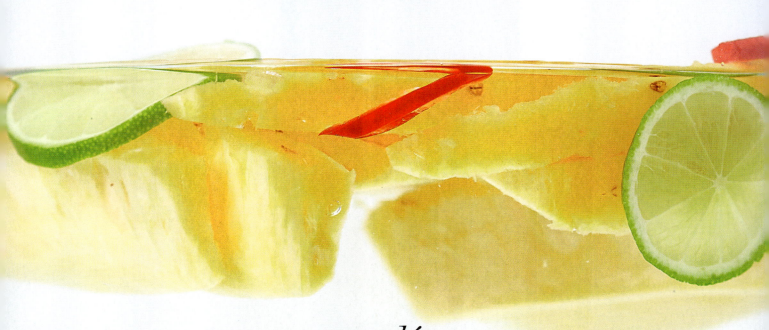

eau détox ÉNERGIE PEPS

Préparation 10 minutes
Infusion 2 à 8 heures
Pour 3 litres environ

2 l d'eau
1 ananas Victoria
ou ½ ananas
2 citrons verts
non traités
1 piment rouge

Bien laver tous les ingrédients. Éplucher l'ananas et le couper en tranches. Trancher également les citrons verts et le piment. Mettre tous les ingrédients dans un pichet. Couvrir d'eau. Mettre au frais et laisser infuser 2 heures ou jusqu'au lendemain.

Cette eau détox est à boire en hiver quand l'activité physique est réduite et que le corps est le plus vulnérable.

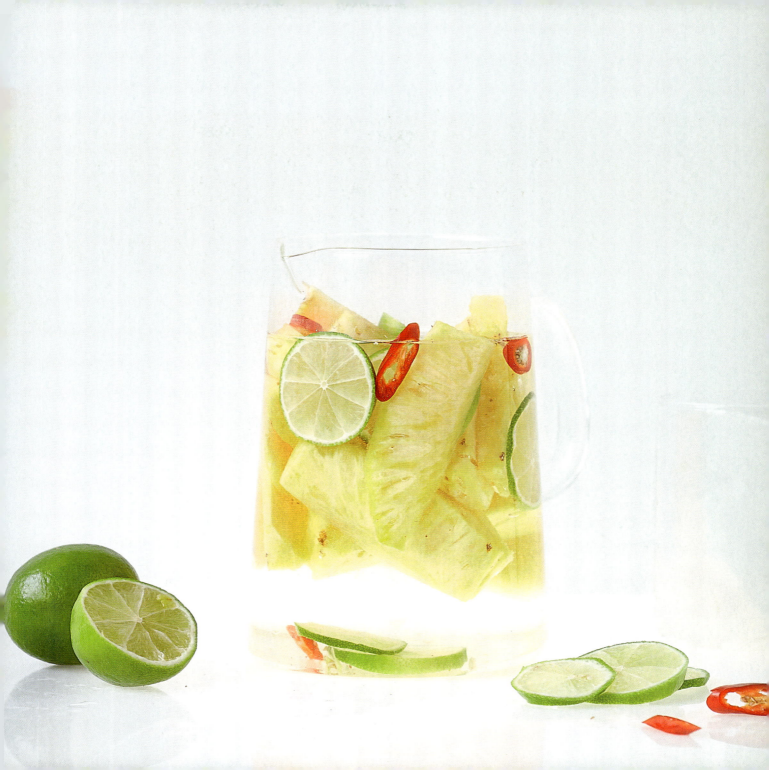

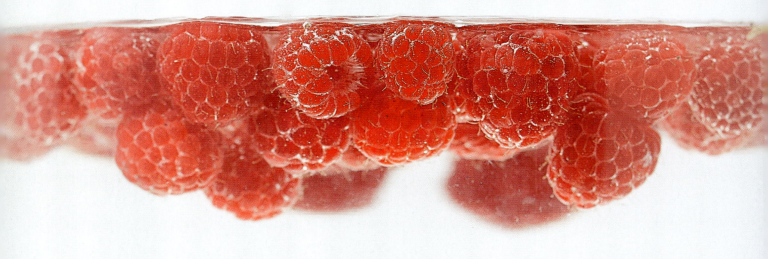

eau détox
ÉNERGIE DOUCE

Préparation 10 minutes
Infusion 2 à 8 heures
Pour 3 litres environ

2 l d'eau
2 poires
200 g de chair
de noix coco
200 g de framboises
125 g d'amandes

Bien laver les framboises et les poires. Couper la noix de coco en lamelles puis trancher les poires. Mettre les amandes, la noix coco, les framboises et les poires dans un pichet. Couvrir d'eau. Mettre au frais et laisser infuser 2 heures ou jusqu'au lendemain.

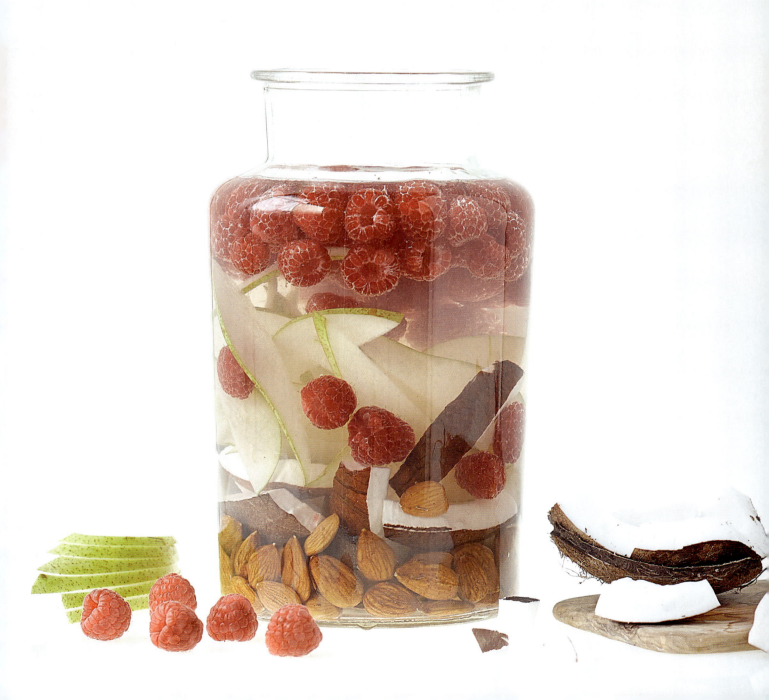

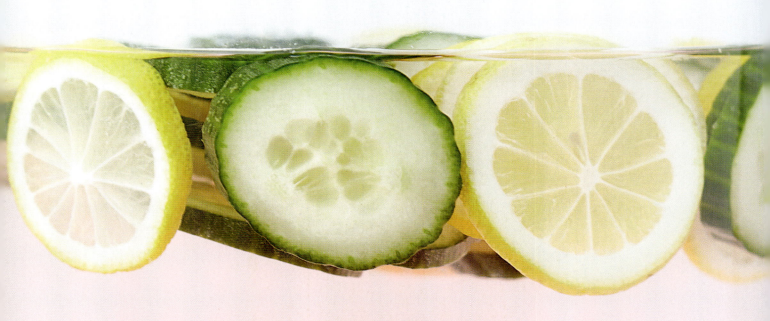

eau détox
PERFORMANCE

Préparation 10 minutes
Infusion 2 à 8 heures
Pour 3 litres environ

2 l d'eau
1 petite betterave crue
½ concombre
75 g de gingembre frais
2 citrons non traités

Bien laver tous les ingrédients. Éplucher la betterave et le gingembre. Couper en tranches la betterave, le concombre, le gingembre et les citrons. Mettre tous les ingrédients dans un pichet. Couvrir d'eau. Mettre au frais et laisser infuser 2 heures ou jusqu'au lendemain.

Cocktail d'énergie avec le gingembre vitalisant et la betterave qui donne de la force.

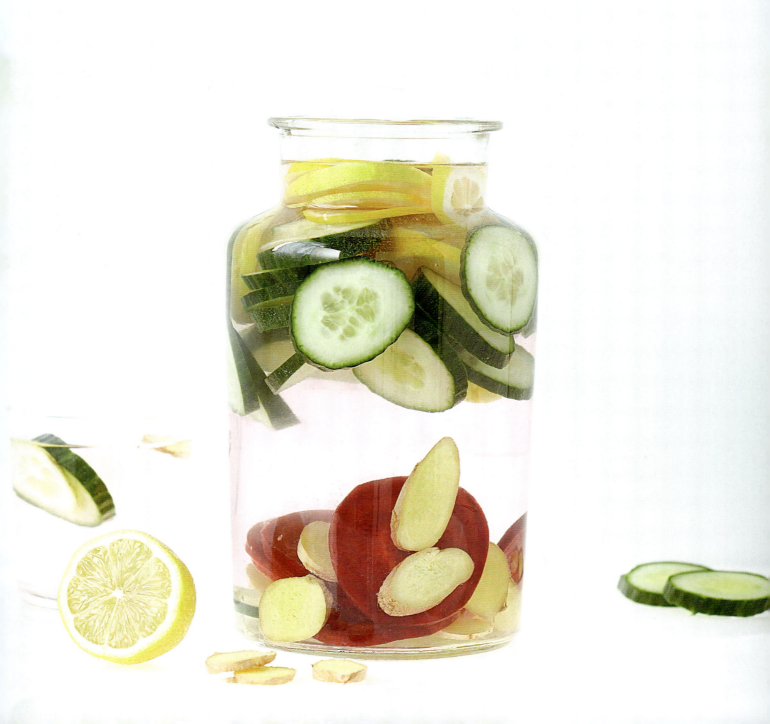

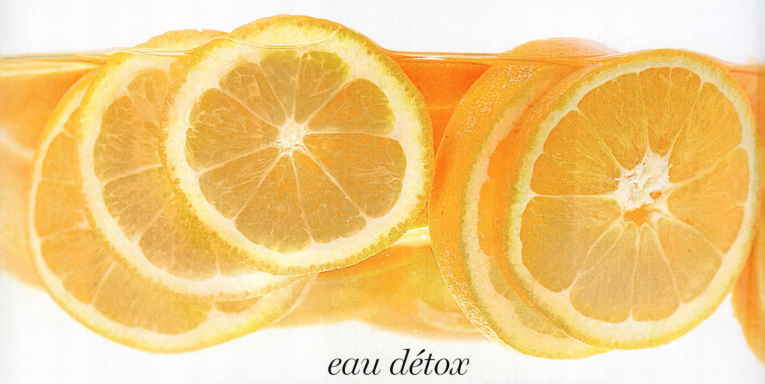

eau détox ANTI-INFLAMMATOIRE

Préparation 15 minutes
Infusion 2 à 8 heures
Pour 3 litres environ

2,5 l d'eau
3 oranges non traitées
300 g de cerises
1 branche
de romarin frais

Bien laver tous les ingrédients. Couper les oranges en tranches. Couper les cerises en deux puis les dénoyauter. Mettre les oranges, les cerises et le romarin dans un pichet. Couvrir d'eau. Mettre au frais et laisser infuser 2 heures ou jusqu'au lendemain.

Le romarin, cousin de la menthe, est une plante aromatique riche en calcium, en fer et en vitamine B6, parfaite pour booster le système immunitaire. Les cerises ont des propriétés antioxydantes qui aident à réduire les inflammations. À boire chaque jour de la saison des cerises pour être en forme !

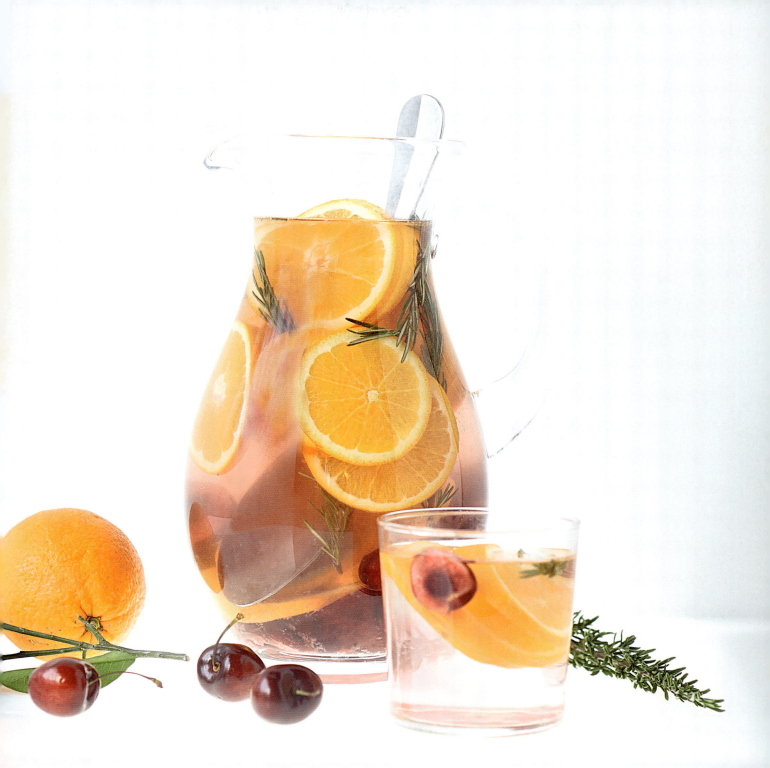

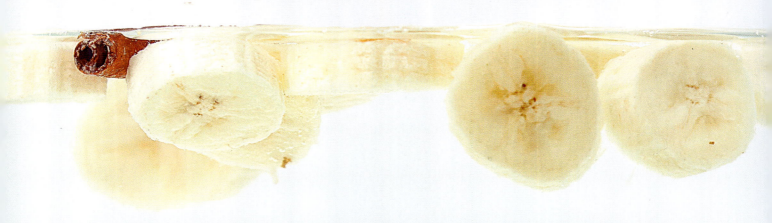

eau détox APRÈS LE SPORT

Préparation 5 minutes
Infusion 2 à 8 heures
Pour 3 litres environ

2 l d'eau
3 bananes pas trop mûres
½ citron non traité
75 g de gingembre
2 bâtons de cannelle

Éplucher les bananes puis les couper en rondelles. Les mélanger avec le jus du demi-citron pour éviter l'oxydation. Éplucher le gingembre et le couper en tranches. Mettre les bananes, le gingembre et les bâtons de cannelle dans un pichet. Couvrir d'eau. Mettre au frais et laisser infuser 2 heures ou jusqu'au lendemain.

Les bananes sont riches en potassium, important pour l'énergie musculaire. La cannelle et le gingembre boostent le système immunitaire. À boire après l'entraînement.

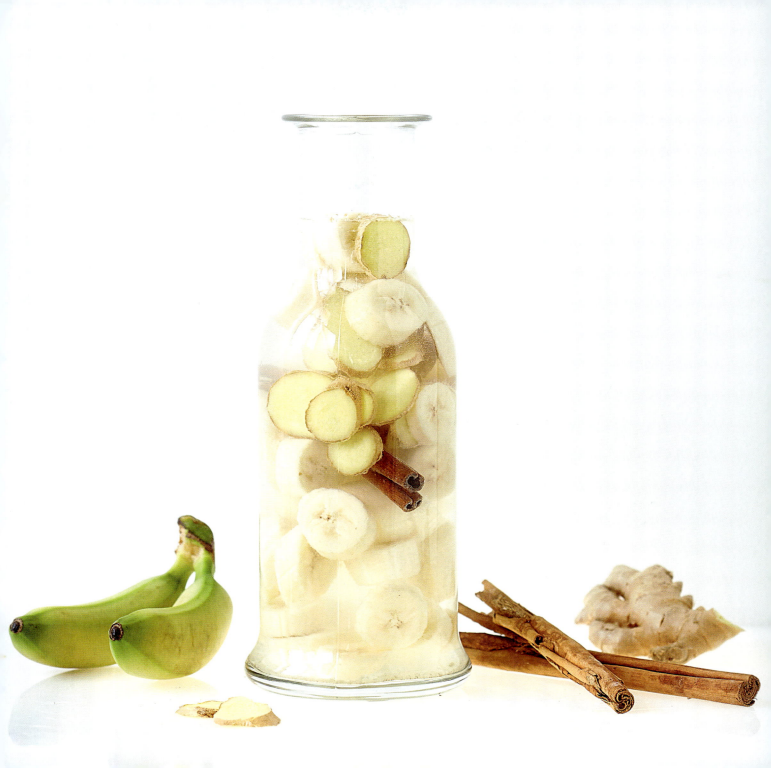

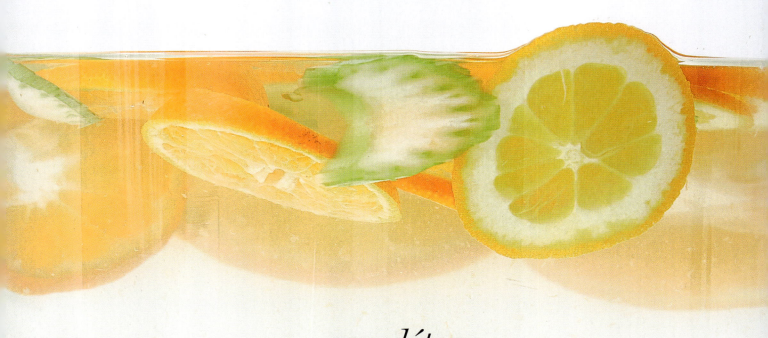

eau détox RÉPARATRICE

Préparation 10 minutes
Infusion 2 à 8 heures
Pour 3 litres environ

2,5 l d'eau
200 g de chair
de noix coco
4 clémentines
non traitées
1 branche de céleri

Bien laver tous les ingrédients. Couper la noix de coco en petits morceaux. Couper les clémentines et le céleri en tranches. Mettre tous les ingrédients dans un pichet. Couvrir d'eau. Mettre au frais et laisser infuser 2 heures ou jusqu'au lendemain.

Une boisson rafraîchissante à consommer après une activité physique intense. À boire après la gym pour rééquilibrer l'énergie du corps.

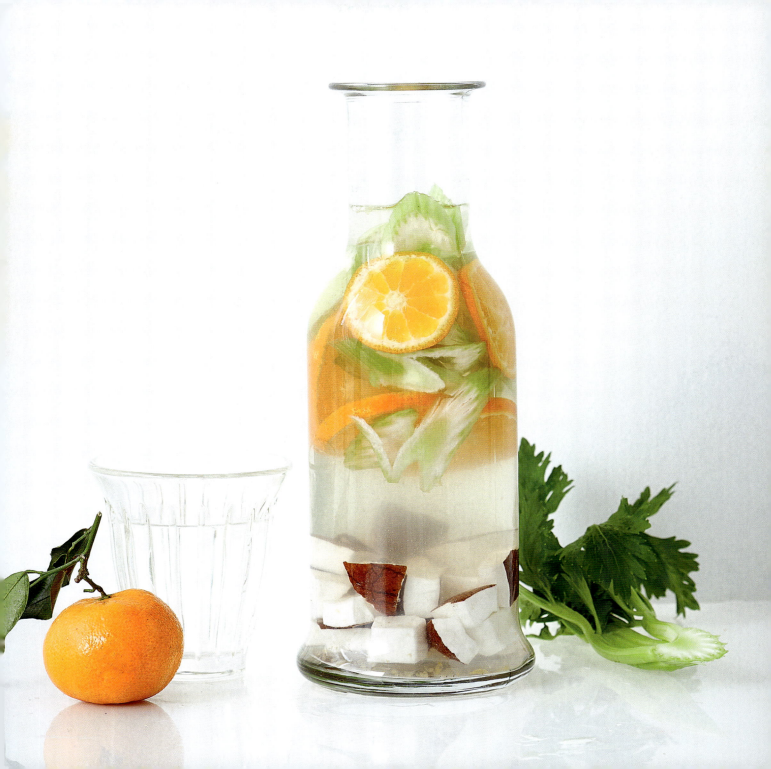

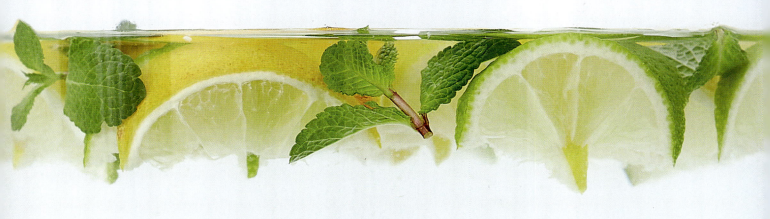

eau détox HYDRATATION

Préparation 5 minutes
Infusion 2 à 8 heures
Pour 3 litres environ

2 l d'eau
2 citrons non traités
3 citrons verts non traités
1 petit bouquet de menthe fraîche

Bien laver tous les ingrédients. Couper les citrons et les citrons verts en tranches. Effeuiller la menthe. Mettre les agrumes et la menthe dans un pichet puis couvrir d'eau. Mettre au frais et laisser infuser 2 heures ou jusqu'au lendemain.

Les agrumes sont bourrés de vitamine C, ils stimulent la circulation sanguine et le métabolisme. La menthe fraîche peut réduire les symptômes d'allergies saisonnières. À boire sans modération pendant les mois d'été.

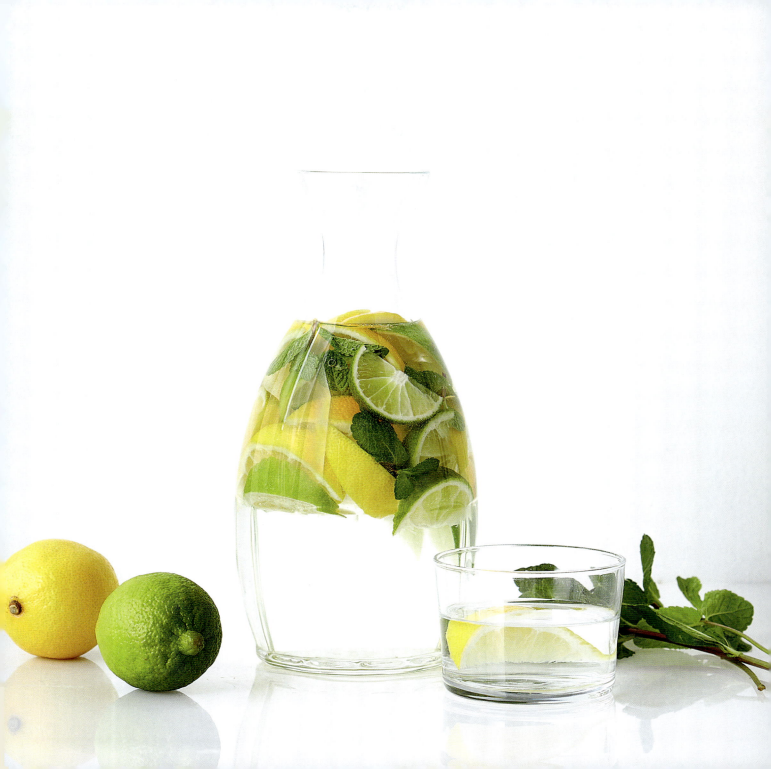

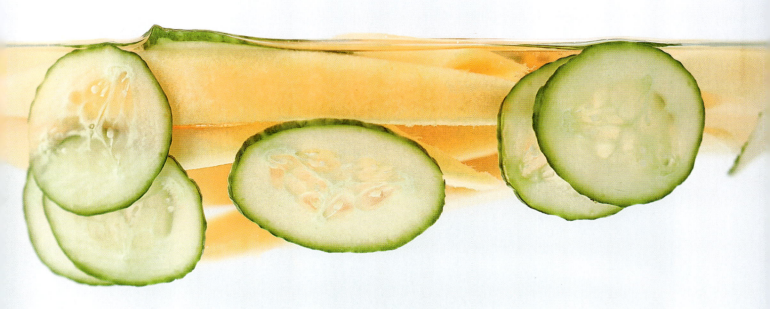

eau détox
VENTRE PLAT

Préparation 10 minutes
Infusion 2 à 8 heures
Pour 3 litres environ

2 l d'eau
350 g de melon
350 g d'ananas
300 g de concombre

Bien laver tous les ingrédients. Éplucher le melon et l'ananas puis les couper en tranches. Réaliser de fines tranches de concombre à l'aide d'un économe ou d'une mandoline. Mettre tous les ingrédients dans un pichet. Couvrir d'eau. Mettre au frais et laisser infuser 2 heures ou jusqu'au lendemain.

L'ananas est un fruit gourmand mais aussi riche en enzymes qui aident à la digestion. Le melon et le concombre, pleins d'eau, réduisent les ballonnements et ont un effet ventre plat. À boire après les vacances pour revitaliser le corps.

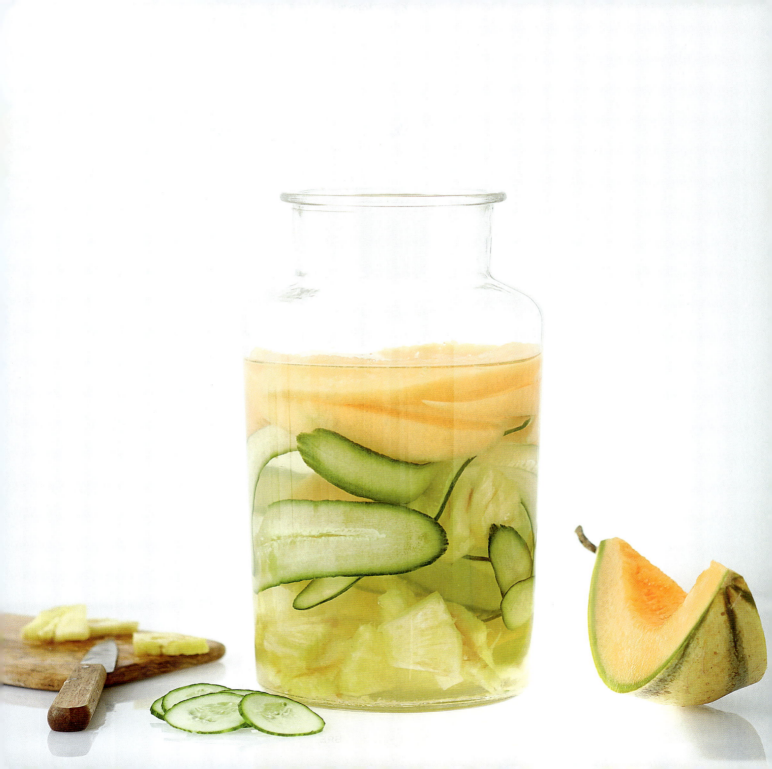

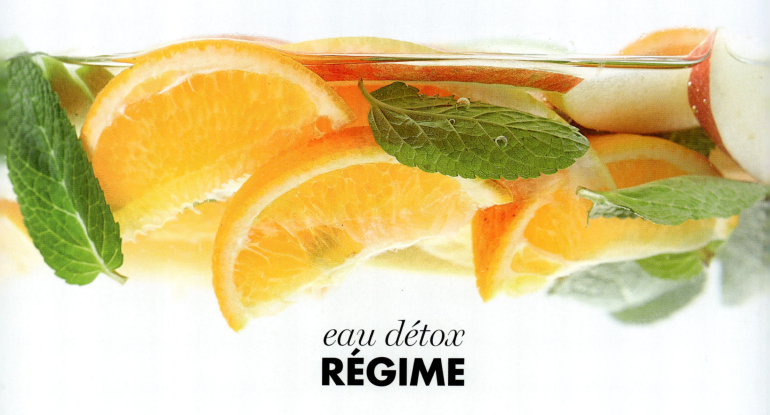

eau détox
RÉGIME

Préparation 10 minutes
Infusion 2 à 8 heures
Pour 3 litres environ

2 l d'eau
1 pomelo non traité
2 pommes
2 oranges non traitées
1 poignée de feuilles
de menthe fraîche

Bien laver tous les ingrédients. Couper en tranches le pomelo, les pommes et les oranges. Mettre tous les ingrédients dans un pichet. Couvrir d'eau. Mettre au frais et laisser infuser 2 heures ou jusqu'au lendemain.

Une eau détox nourrissante pour aider à éviter les excès en période de diète.

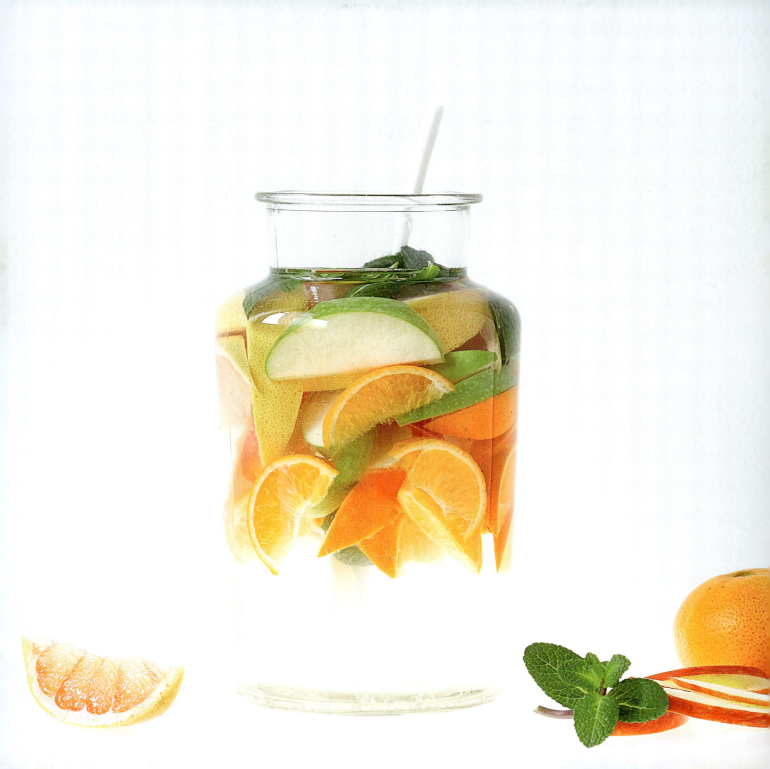

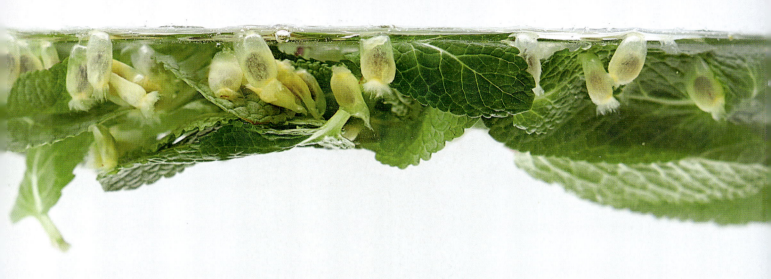

eau détox
FRUITS & FIBRES

Préparation 10 minutes
Infusion 2 à 8 heures
Pour 3 litres environ

2 l d'eau
4 fruits de la Passion
400 g de fraises
1 petit bouquet
de menthe

Bien laver tous les ingrédients. Couper les fruits de la Passion en deux puis récupérer le contenu. Équeuter les fraises et les couper en tranches. Effeuiller la menthe. Mettre tous les ingrédients dans un pichet. Couvrir d'eau. Mettre au frais et laisser infuser 2 heures ou jusqu'au lendemain.

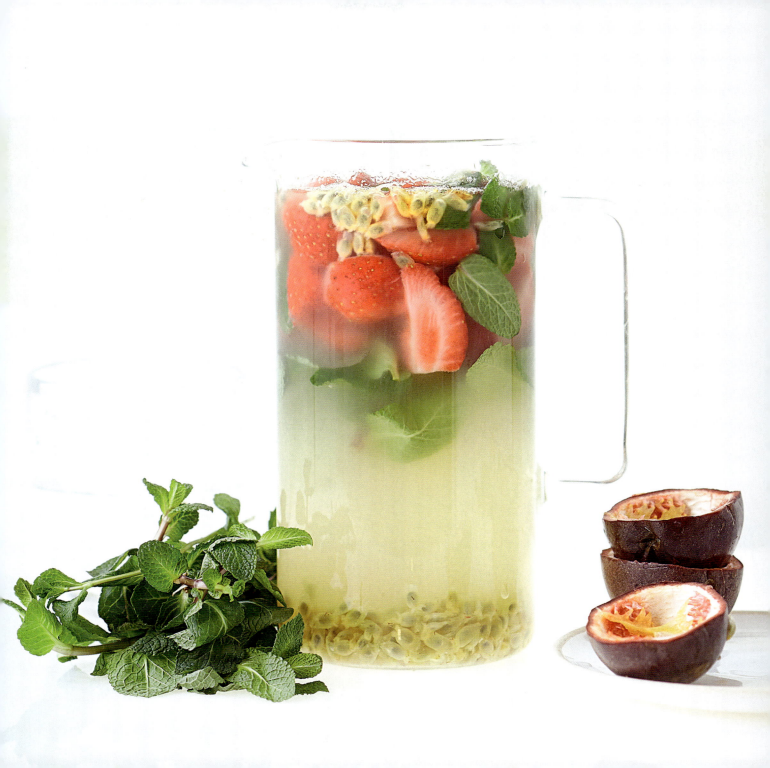

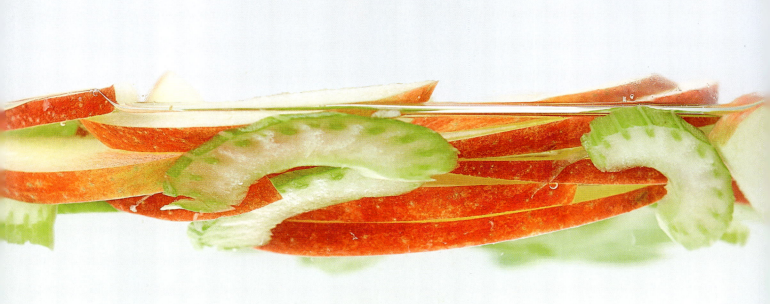

eau détox
BONNE MINE

Préparation 10 minutes
Infusion 2 à 8 heures
Pour 3 litres environ

2 l d'eau
2 pommes Pink Lady®
2 branches de céleri
75 g de gingembre frais
4 citrons verts
non traités

Bien laver tous les ingrédients. Couper en tranches les pommes, le céleri, le gingembre et les citrons verts. Mettre tous les ingrédients dans un pichet. Couvrir d'eau. Mettre au frais et laisser infuser 2 heures ou jusqu'au lendemain.

Un soin du visage à boire ! Le gingembre aide à préserver l'élasticité de la peau et un beau teint.

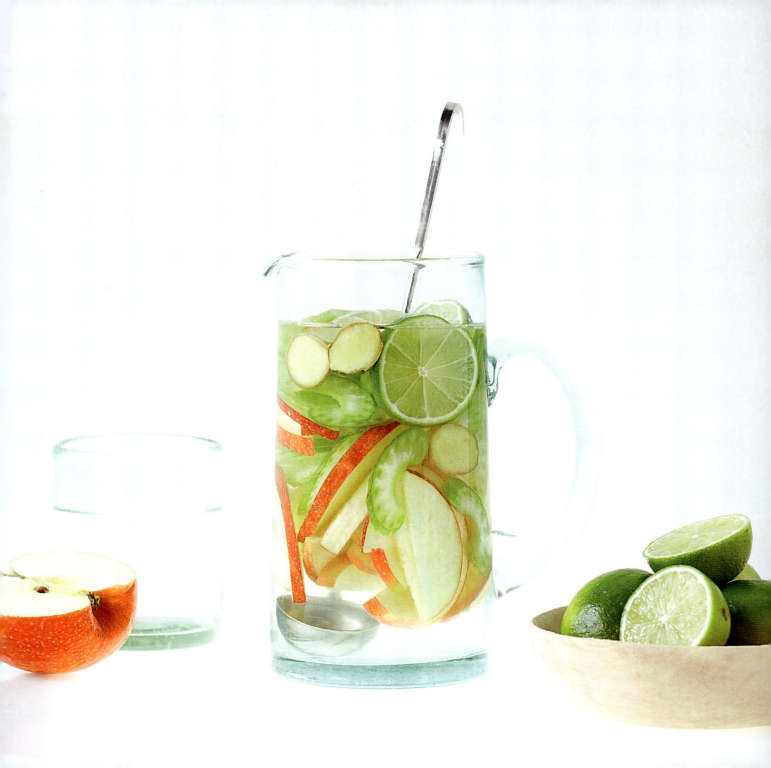

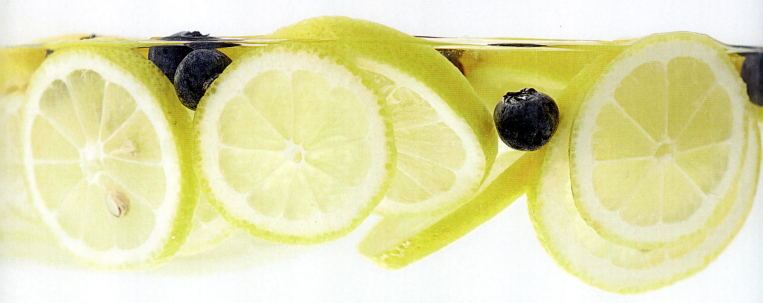

eau détox ANTI-ÂGE

Préparation 10 minutes
Infusion 2 à 8 heures
Pour 3 litres environ

2 l d'eau
2 citrons non traités
75 g de gingembre
300 g d'abricots
250 g de myrtilles

Bien laver tous les ingrédients. Couper les citrons en tranches et détailler le gingembre épluché en petits morceaux. Couper les abricots en deux puis les dénoyauter. Mettre tous les ingrédients dans un pichet. Couvrir d'eau. Mettre au frais et laisser infuser 2 heures ou jusqu'au lendemain.

Grâce aux super-fruits comme l'abricot et les myrtilles, cette eau stimule l'élasticité du derme. À boire pendant les moments de fatigue pour donner un coup de fouet à la peau.

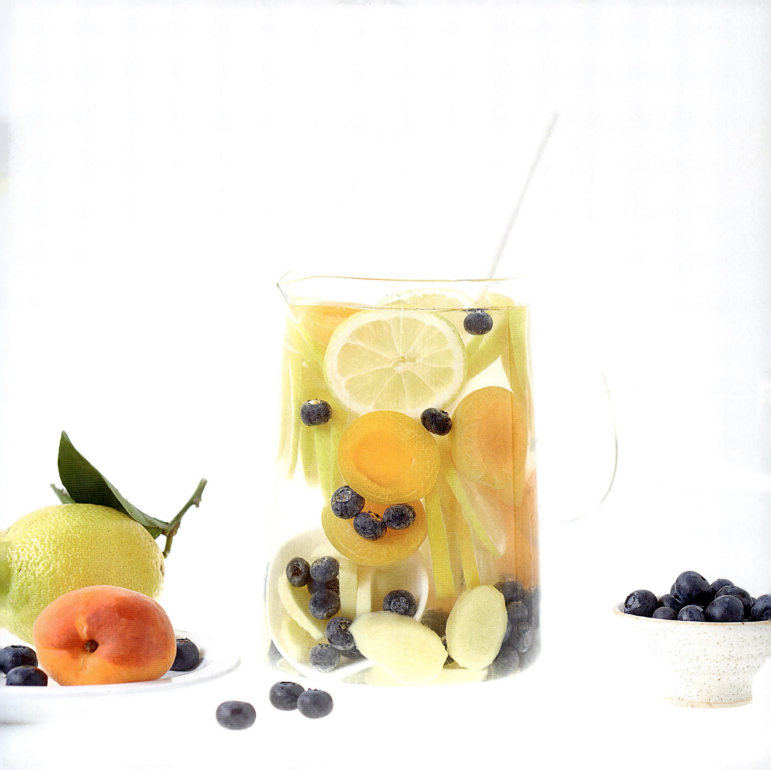

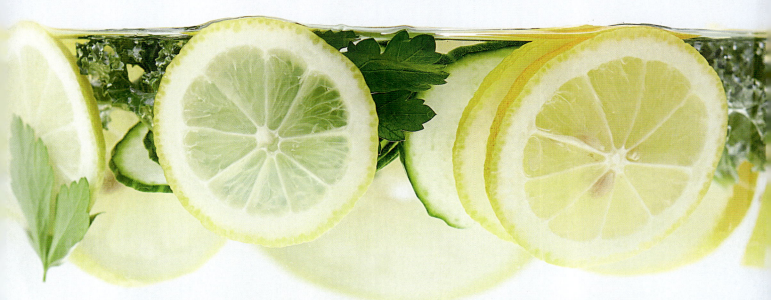

eau détox
ÉCLAT

Préparation 10 minutes
Infusion 2 à 8 heures
Pour 3 litres environ

2 l d'eau
½ concombre
2 citrons non traités
3 feuilles de chou kale
1 petit bouquet
de persil plat

Bien laver tous les ingrédients. Couper en tranches le concombre et les citrons. Ôter la tige centrale du kale puis émincer les feuilles. Effeuiller le persil. Mettre tous les ingrédients dans un pichet. Couvrir d'eau. Mettre au frais et laisser infuser 2 heures ou jusqu'au lendemain.

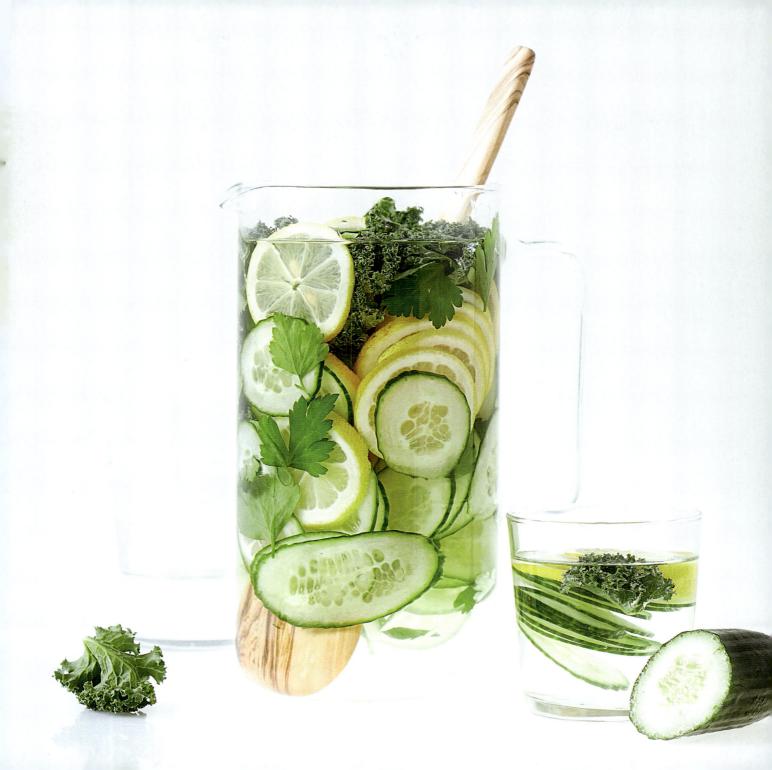

REMERCIEMENTS

Merci à Richard Boutin pour son beau travail et notre belle collaboration.

JESSIE KANELOS WEINER

jessiekanelosweiner.com

thefrancofly.com

Tous droits réservés. Toute reproduction ou utilisation de l'ouvrage sous quelque forme et par quelque moyen électronique, photocopie, enregistrement ou autre que ce soit est strictement interdite sans l'autorisation de l'éditeur.

Mise en pages : Frédéric Voisin

Relecture : Aurelie Legay et Sabrina Bendersky

© Hachette Livre (Marabout) 2016

58, rue Jean Bleuzen, 92178 Vanves Cedex

Dépôt légal : avril 2016

7148662-08

ISBN : 978-2-501-11513-1

Achevé d'imprimer en Espagne chez Graphicas Estella en avril 2018

PAPIER À BASE DE FIBRES CERTIFIÉES

MARABOUT s'engage pour l'environnement en réduisant l'empreinte carbone de ses livres. Celle de cet exemplaire est de : **600 g éq. CO$_2$** Rendez-vous sur www.marabout-durable.fr